RECHERCHES

SUR

L'ÉTAT DU CŒUR

A LA FIN DE LA GROSSESSE

ET DANS LES SUITES DE COUCHES

PAR

H. BOURGOUGNON

Docteur en médecine de la Faculté de Paris,
Ex-interne de l'hospice général de Tours,
Ancien externe des hôpitaux de Paris,
Lauréat de l'Ecole de Tours (Médaille de vermeil 1880)

PARIS
A. PARENT, IMPRIMEUR DE LA FACULTÉ DE MÉDECINE
A. DAVY, successeur
52, RUE MADAME ET RUE MONSIEUR-LE-PRINCE, 14

1884

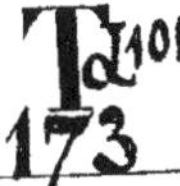

RECHERCHES

SUR

L'ÉTAT DU CŒUR

A LA FIN DE LA GROSSESSE

ET DANS LES SUITES DE COUCHES

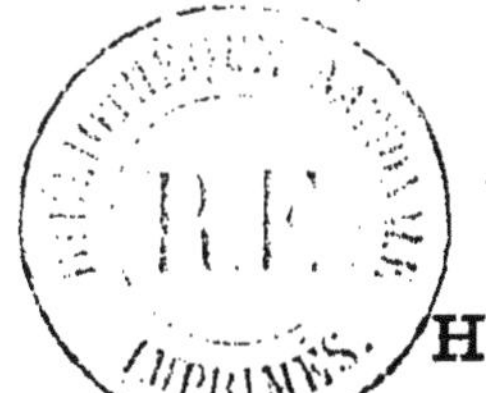

PAR

H. BOURGOUGNON

Docteur en médecine de la Faculté de Paris,
Ex-interne de l'hospice général de Tours,
Ancien externe des hôpitaux de Paris,
Lauréat de l'Ecole de Tours (Médaille de vermeil, 1880).

PARIS
A. PARENT, IMPRIMEUR DE LA FACULTÉ DE MÉDECINE
A. DAVY, successeur
52, RUE MADAME ET RUE MONSIEUR-LE-PRINCE, 14

1884

A MES PARENTS

A MES AMIS

A MES MAITRES DANS LES HOPITAUX
DE TOURS ET DE PARIS

A MM. LES PROFESSEURS DE L'ÉCOLE DE TOURS

A MON PRÉSIDENT DE THÈSE

M. LE PROFESSEUR PETER

Médecin de l'hôpital de la Charité,
Professeur de pathologie interne à la Faculté,
Membre de l'Académie de médecine,
Officier de la Légion d'honneur.

RECHERCHES

SUR

L'ÉTAT DU CŒUR

A LA FIN DE LA GROSSESSE

ET

DANS LES SUITES DE COUCHES

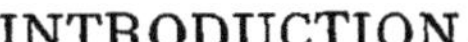

INTRODUCTION.

L'état du cœur dans la grossesse a été surtout étudié jusqu'ici par les anatomo-pathologistes, et les recherches cliniques sur ce sujet sont relativement peu nombreuses. Aussi, avons-nous eu surtout en vue, — bien que nous ayions tenu compte dans ce travail des faits anatomiques qu'il nous a été donné d'observer, — de faire une étude clinique dans laquelle la percussion occupera la place principale.

En effet, pendant notre année d'externat à l'hôpital de la Charité, nous avons été frappé maintes fois de la rigoureuse exactitude avec laquelle notre savant maître, M. le professeur Peter, arrivait à limiter les contours des organes abdominaux et thoraciques, en employant pour la percussion un petit instrument dont il est l'auteur et le parrain. Nous voulons parler du plessigraphe (1).

La précision à laquelle on arrive avec cetinstrument est telle, que pour l'aorte à son origine, par exemple, dont la limitation est très difficile par la percussion digitale seule, M. Peter peut constater, et rendre évidentes pour tous les assistants, des variations d'un centimètre dans le volume de ce vaisseau, selon qu'on l'examine avant ou après l'accouchement.

Nous avons pensé que l'examen de la région précordiale, pratiqué de cette manière avant et après l'accouchement, fournirait, sur les variations d'étendue de la matité cardiaque, des notions plus précises que celles qui ont été données jusqu'à ce jour. Et il nous a semblé que les résultats de mensurations, prises sur un assez grand nombre de sujets, seraient intéressants à connaître, alors même qu'ils ne permettraient pas de trancher la question toujours agitée de savoir si chez la femme enceinte, « dont le cœur est obligé de battre pour deux », il y a réellement hypertrophie ou simplement dilatation cardiaque; si ces deux altérations coexistent, ou si enfin elles n'existent ni l'une ni l'autre, comme l'ont prétendu certains auteurs allemands.

Dans le but cependant de contribuer, autant qu'il était en notre pouvoir à la solution de ce problème, nous avons recherché, par les moyens habituels d'exploration du cœur, les signes qui pourraient plaider en faveur de

(1) Le plessigraphe se compose d'une simple tige de bois dense longue de 10 centimètres, légèrement renflée et élargie à l'une de ses extrémités sur laquelle vient frapper la pulpe de l'index ou du médius; l'autre extrémité, plus étroite est appliquée sur la paroi à percuter. La tige est creuse et renferme un crayon dermographique mobile servant à marquer les points de repère; elle est en outre partagée en 10 divisions ayant chacune un centimètre et peut ainsi servir à mesurer l'étendue des organes examinés.

l'une ou de l'autre hypothèse. La tâche n'était pas des plus faciles, et nous devons le reconnaître, il est bon nombre de cas dans lesquels les phénomènes observés ne nous ont pas permis de nous former une opinion. Dans d'autres, au contraire, la réunion d'un certain nombre de symptômes et leur façon d'évoluer, nous ont semblé de nature à autoriser des conclusions. Nous les avons formulées avec réserves, car notre but, dans cette étude, était de rester le plus possible sur le terrain des faits et de laisser à d'autres plus autorisés le soin d'en tirer toutes les déductions qu'ils comportent.

M. Letulle, médecin des hôpitaux, et M. Duroziez, ancien chef de clinique de la Faculté, dont on prononce toujours le nom lorsqu'il s'agit de percussion du cœur, ont bien voulu nous montrer sur le sujet les procédés de percussion qu'ils ont employés, lors de leurs recherches sur la matité précordiale dans l'état puerpéral; nous nous faisons un devoir de leur adresser l'expression de notre sincère gratitude, ainsi qu'à M. Porak, accoucheur des hôpitaux, pour l'observation qu'il a eu l'obligeance de nous communiquer.

Nous remercions également M. Doléris, chef de clinique de la Faculté, de l'hospitalité aussi large que bienveillante qu'il nous a offerte dans les salles de la Clinique d'accouchements, où nous avons recueilli nos observations.

HISTORIQUE. DIVISION DU SUJET.

L'état du cœur dans la grossesse a été étudié, tantôt anatomiquement, tantôt cliniquement, et presque toujours dans le but de savoir si, pendant l'état puerpéral, le cœur était hypertrophié ou dilaté.

Les procédés anatomiques, employés pour vérifier l'une ou l'autre de ces deux hypothèses, ont consisté le plus souvent en des pesées du cœur débarrassé de ses caillots et en des mensurations ayant pour but de déterminer l'épaisseur de ses parois.

Les cliniciens ont surtout eu recours à la percussion de la région précordiale ainsi qu'à l'auscultation du cœur et des vaisseaux.

Nous passerons successivement en revue les résultats obtenus par ces différents modes d'exploration ; après quoi nous exposerons, dans un tableau synoptique, les phénomènes que nous avons nous-mêmes observés par l'examen clinique, en tenant compte des différences constatées suivant que cet examen a lieu avant l'accouchement, immédiatement après, ou dans le cours de la deuxième semaine qui le suit.

Nous étudierons ensuite, d'une façon plus détaillée, les modifications constatées tant par l'examen du cœur que par celui des vaisseaux du cou. Nous serons aussi amené à dire quelques mots des déplacements du foie, que nous avons constatés en pratiquant la percussion du cœur. Enfin, nous chercherons dans un dernier paragraphe à interpréter, aussi brièvement que possible, les différents phénomènes observés, dans le but de savoir en quoi ils concordent avec les faits anatomiques signalés par les auteurs.

Larcher fut le premier, qui, en 1828, signala l'existence d'une hypertrophie du cœur pendant la grossesse, constatée à l'autopsie de femmes mortes, pour la plupart, de fièvre puerpérale. Chez presque tous les sujets, dit Larcher, « le ventricule gauche était évidemment hypertrophié. »

Beau et Ducrest, dans le but de contrôler les faits avancés par Larcher, examinent le cœur de cent femmes, âgées de 20 à 30 ans, et mortes en couches. « Sur toutes, dit Beau, la mesure des parois du cœur a été prise à la partie la plus épaisse du ventricule gauche. Le maximum de cette épaisseur est de 18 millimètres dans cinq cas, il s'élève même dans un cas à 22 millimètres. Le chiffre le plus bas est de 11 millimètres dans huit cas; chez la plupart, l'épaisseur est de 16; la moyenne de toutes ces mesures est de 15. » Ce chiffre dépasse de 5 millimètres le chiffre de 10 millimètres indiqué par Bizot comme normal. Beau et Ducrest adoptent donc les conclusions de Larcher.

En 1857, Larcher présente à l'Académie des sciences un mémoire intitulé : *De l'hypertrophie normale du cœur pendant la grossesse, et de son importance pathogénique.* Dans ce mémoire, l'auteur indique l'hypertrophie du cœur comme normale et constante.

Puis viennent, à l'instigation de la commission nommée par l'Académie pour étudier le mémoire de Larcher, les travaux de Ducrest, de Zambaco, de Béraud, concluant à l'hypertrophie.

Blot arrive aux mêmes résultats, non plus en mesurant les cœurs, mais en les pesant.

A la suite de ces études, l'hypertrophie du cœur pendant la grossesse était devenue classique, du moins en France. Il n'en a pas été de même en Allemagne, où Bamberger et Gehrard refusent de l'admettre.

Fritsch croit à la distension des cavités cardiaques

par une plus grande quantité de sang. Il n'a pas observé l'hypertrophie du cœur chez les femmes enceintes.

Löhlein admet comme Fritsch une dilatation possible du cœur droit, mais il ne croit pas qu'il y ait de preuves cliniques d'une hypertrophie (1). Quant aux hypertrophies constatées à l'autopsie, Löhlein en conteste la valeur; elles relèvent, selon lui, le plus souvent de la néphrite qui a précédé la mort et ne peuvent, par conséquent, être attribuées à la grossesse.

Macdonald ne nie pas l'existence de l'hypertrophie, mais il croit qu'on en a exagéré la fréquence et qu'elle s'accompagne d'un certain degré de dilatation.

Plus récemment en France, M. du Castel conclut à l'hypertrophie accompagnée de dilatation.

Enfin M. Letulle, dans un mémoire (2) inédit de concours des internes de la deuxième division, relate six nouvelles observations recueillies sur des femmes arrivées à terme et mortes en couches. Nous transcrivons le résumé de ces six observations :

	Poids du cœur.
Obs. I. — 45 ans. Insertion vicieuse du placenta. Mort subite au moment du travail..........	250 grammes.
Obs. II. — 30 ans. Eclampsie. Mort au bout de trois jours après l'accouchement...........	250 —
Obs. III. — 26 ans. Péri-encéphalite diffuse. Syphilis. Mort au 10e jour....................	220 —
Obs. IV. — 23 ans. Péritonite puerpérale. Mort au 19e jour................................	255 —
Obs. V. — 28 ans. Péritonite. Mort au 14e jour...	190 —
Obs. VI. — 20 ans. Péritonite. Mort au 6e jour....	215 —

« Le poids moyen de ces six cœurs est de 233 grammes.

(1) Il a recherché par l'auscultation les signes qui pourraient se rattacher à l'hypertrophie et ne les a pas observés.

(2) Recherches sur l'état du cœur des femmes enceintes ou récemment accouchées, etc. Typographie Parent, 1879.

Par conséquent dit M. Letulle, il dépasserait de *trois grammes* le poids normal de la femme adulte non enceinte.

Si nous entrions dans le détail nous remarquerions que trois de ces femmes enceintes avaient un cœur petit, (190, 215, 220 grammes), et que, d'autre part, dans l'observation I, la femme avait dépassé l'âge adulte ; enfin dans l'observation II, la malade succombait à l'éclampsie. Or il est acquis que le cœur est souvent hypertrophié chez les femmes gravides dont les reins sont altérés.

Dans les six observations précédentes, il n'existait pas de lésions cardiaques appréciables à l'œil nu.

Anatomiquement parlant l'hypertrophie physiologique du cœur dans la grossesse n'est donc pas aussi absolument constante qu'on le dit encore, puisque le hasard nous a fait assister à une première série de trois observations où le cœur était au-dessous de la moyenne normale, et à une deuxième série de trois autres faits où l'hypertrophie du myocarde oscillait entre 20 et 25 grammes ».

M. Letulle conclut donc à la non-hypertrophie.

On voit par le court exposé qui précède, que l'hypertrophie cardiaque gravidique est loin d'être acceptée sans conteste par les anatomo-pathologistes.

En clinique l'examen de la région précordiale semble avoir été fait pour la première fois en 1837 par Jacquemier (1), qui, auscultant le cœur chez 257 femmes enceintes, bien portantes, âgées en général de 18 à 30 ans, trouve 62 fois les bruits altérés «par des bruits de soufflet. «Cette altération, dit Jacquemier, a existé 59 fois au premier temps, 3 fois au deuxième. Dans 34 cas le bruit de soufflet a été très fort sans s'élever au bruit de râpe ». Le lieu précis ou s'entendaient ces souffles n'est point indiqué dans la thèse de Jacquemier, qui n'a pas non

(1) Jacquemier. Thèse de doctorat, 1837.

plus constaté de souffles vasculaires. « Quand j'avais constaté une altération légère au profonde des bruits du cœur, dit Jacquemier, j'appliquais le stéthoscope sur les artères carotides. Cette épreuve ne m'a jamais fait rencontrer de bruit autre que les battement de ces artères; mais je vois avec regret en consultant mes notes, que fréquemment je n'ai ausculté que d'un côté les régions latérales du cou. Cette omission me fait craindre qu'il ait pu exister dans ces artères quelques bruits, sans que leur existence me fût révélée (1). »

Dans le but de vérifier les résultats publiés par Larcher, Ducrest, Blot, Zambaco, etc., concluant à l'hypertrophie cardiaque pendant la grossesse, Gehrard, un auteur allemand, a pratiqué la percussion de la région précordiale chez quatre femmes seulement. Dans deux cas il trouva la matité précordiale normale, dans deux autres cas l'étendue de cette matité était augmentée. Gehrard attribue cette augmentation non pas à l'hypertrophie, mais au refoulement du cœur contre la paroi thoracique, par l'utérus gravide; et il conclut à la non-hypertrophie. Le nombre de cas observés par Gehrard nous semble tout d'abord trop faible pour qu'il soit permis d'en tirer une conclusion quelconque. Nous verrons d'ailleurs par la suite, qu'on ne saurait admettre la théorie qu'il propose, pour expliquer l'augmentation de la matité précordiale.

En 1868, M. Duroziez (2) a publié une série de recherches entreprises à la clinique d'accouchements. Ses observations ont porté sur 135 femmes à terme, ou venant d'accoucher.

M. Duroziez, admettant que chez la femme à l'état

(1) Jacquemier pense d'ailleurs que ces souffles sont dus à l'état particulier du sang chez les femmes enceintes.

(2) Durosiez. De l'augmentation de volume du cœur pendant l'état puerpéral. Gazette des hôpitaux, 5 septembre 1868.

normal le sac péricardique mesure 9 centimètres en hauteur et 12 en largeur (longueur du cœur), se demande si dans l'état puerpéral ces dimensions sont accrues. Voici les résultats qu'il obtient.

Hauteur.		Largeur.	
—		—	
7 cent.	1 fois.	11 cent.	3 fois.
8 —	11 —	11.5 —	1 —
8.5 —	15 —	12 —	6 —
9 —	34 —	12.5 —	2 —
10 —	47 —	13 —	15 —
10.5 —	13 —	13.5 —	3 —
11 —	2 —	14 —	15 —
12 —	6 —	14.5 —	3 —
13 —	1 —	15 —	20 —
		16 —	18 —
		16.5 —	2 —
		17 —	6 —
		17.5 —	1 —
		18 —	5 —

Pour la hauteur, sur 162 mesures, nous trouvons 101 fois des dimensions supérieures à la normale. Sans tenir compte des chiffres extrêmes, nous voyons aussi que le chiffre le plus fréquemment observé est 10 centimètres.

Pour la longueur, 90 fois sur 100 elle est supérieure à la normale, et le chiffre que l'on rencontre le plus souvent, 15 centimètres, dépasse cette normale de 3 centimètres.

Les chiffres précédents sont donnés « *sans faire de catégories* » dit M. Duroziez, c'est-à-dire qu'ils ont trait à des femmes observées pendant l'état puerpéral, soit avant, soit après l'accouchement.

M. Duroziez étudie ensuite les variations de volume au second, au troisième, au quatrième et au cinquième jour qui suivent l'accouchement.

Du sixième au dixième jour, M. Duroziez constate que la matité précordiale tend à diminuer. Enfin après dix jours il trouve pour la hauteur les chiffres suivants, sur seize cas :

8	cent.	1	fois.
8.5	—	3	—
9	—	7	—
9.5	—	2	—
10	—	3	—

Le chiffre le plus fréquemment observé, 9 centimètres, est le chiffre normal, chez la femme non enceinte.

Le cœur subit donc, pendant la grossesse, une augmentation, et, après l'accouchement, une diminution qui le ramène vers la normale.

Plus récemment, M. Letulle (1), dont les recherches cliniques ont porté sur 26 cas (8 femmes enceintes et 18 récemment accouchées), conclut également à l'augmentation de la matité précordiale pendant la grossesse, à une augmentation plus grande encore dans les vingt-quatre heures qui suivent la délivrance, et enfin à un retour vers la normale au moment de la sortie de l'hôpital, qui se fait, en général, quinze ou vingt jours après l'accouchement. Mais M. Letulle rapporte cette augmentation de volume à une dilatation et non à une hypertrophie cardiaque.

M. Letulle ne s'en est pas tenu à la percussion ; il a également pratiqué l'auscultation de la région précordiale et des vaisseaux du cou. Voici quels sont les résultats qu'il a obtenus :

1 Presque constamment (6 fois sur 8 observations prises avant l'accouchement), il a noté l'existence d'un souffle systolique à la région précordiale.

2° Ce souffle existait après la délivrance dans la moitié des cas (9 fois sur 18 femmes observées, *seulement après l'accouchement*).

(1) Letulle. Loc. cit.

3° Dans les vaisseaux du cou, M. Letulle note très fréquemment l'existence d'un souffle systolique. Il a également rencontré plusieurs fois un soufle avec renforcement, un bruit de diable, de rouet etc.

4° Enfin, le reflux jugulaire est indiqué comme presque constant. (Six fois sur huit avant l'accouchement, seize fois sur dix-huit après.)

L'existence, presque constante de ce reflux, est un des principaux arguments que donne M. Letulle en faveur de la théorie de la dilatation cardiaque pendant la grossesse. Nous verrons dans la suite que ce symptôme, bien loin d'être aussi fréquent, ne se présente au contraire que rarement.

M. le Dr Porak (1), dans sa thèse d'agrégation à laquelle nous avons emprunté un certain nombre des notions historiques qui précèdent, sans se prononcer formellement en faveur de l'une ou de l'autre hypothèse, est disposé à admettre une dilatation pouvant avoir pour conséquence une hypertrophie du cœur.

Ainsi, pas plus pour les cliniciens que pour les anatomo-pathologistes, l'existence de l'hypertrophie cardiaque dans la grossesse n'est démontrée.

Nous n'espérons pas trancher une question aussi vivement débattue; nous apportons simplement quelques notions cliniques plus précises, que nous avons exposées d'abord sous forme de tableaux, afin de permettre d'embrasser en même temps les modifications survenues dans chaque cas en particulier, et l'ensemble des résultats.

(1) Porak. De l'influence réciproque de la grossesse et des maladies du cœur. Thèse d'agrégation. Paris, 1880.

I. — VARIATIONS D'ÉTENDUE DE LA MATITÉ PRÉCORDIALE.

Un simple coup d'œil jeté sur les tableaux qui suivent permet de constater des modifications importantes, survenues dans les limites de la matité précordiale sous l'influence de l'état puerpéral.

Nous étudierons non seulement les variations observées dans la longueur et dans la hauteur du cœur, avant et après l'accouchement ; mais encore la situation relative des différentes parties (oreillette droite, pointe), par rapport à la ligne médiane. Nous verrons dans la suite l'intérêt que peuvent avoir des notions précises à cet égard.

Nous croyons utile d'indiquer tout d'abord, avec précision, le procédé de percussion que nous avons suivi. C'est celui recommandé récemment par M. le Dr Constantin Paul (1), auquel nous avons joint une ligne oblique destinée à mesurer la hauteur du cœur et se rapprochant beaucoup par sa direction de la ligne acromiale de Piorry.

Voici la description de ce procédé :

D'une part :

1° Rechercher sur le côté droit de la poitrine la ligne de matité supérieure du foie ; tracer à ce niveau une ligne horizontale ;

2° Rechercher également, à droite du sternum, l'endroit où commence la submatité que donne l'oreillette droite; abaisser de ce point une ligne verticale qui vient couper la première en un point A.

D'autre part :

3° Déterminer exactement par la palpation, la percussion et l'auscultation, le point B où bat la pointe du cœur,

(1) Constantin Paul, Diagnostic et traitement des maladies du cœur, p. 21. Paris, 1883.

1ère Série. — Femmes examinées avant et après l'accouchement.

Nos	Age	Taille	Nombre de grossesses	Epoque de l'Examen	Limite du Foie	Distance de la pointe du cœur à la ligne médiane	Distance de l'oreillette droite à la ligne médiane	Longueur du Cœur	Hauteur du Cœur	Souffles Cardiaques	Renforcement du 2e Bruit	Souffles Vasculaires	Reflux Jugulaire	Observations
1				25 jours avant l'accouchement	3e espace intercostal	4e esp. int. à 10c de la lig. méd.	3c 5 de lig. médiane	14c 5	8 cent.	Systolique rude à gauche du sternum	Accentuation du 2e bruit pulmonaire	à droite	rien	Lors du 2e examen, cette femme avait
	24 ans	moyenne	1ère	12 heures après	4e esp. int.	4e esp. 10c	4c 1/2	15c 1/2	8 cent.	Souffle étendu à toute la surface du cœur	id	des 2 côtés	rien	la fièvre ce qui explique l'augmentation de l'intensité du souffle.
				12 jours ap.	4e esp. int	4e esp. 7c 1/2	4 cent.	12c 1/2	6c 1/2	Le souffle a disparu	id	rien	rien	
2				En travail	3e esp. int.	4e esp 10c 1/2	4 cent.	15c 1/2	8c 1/2	Souffle sur toute la surface du cœur, max. à gauche du sternum	aortique	des 2 côtés	rien	Femme en travail.
	20 ans	moyenne.	1ère	1 heure apr.	4e côte	4e esp 9c 1/2	5 cent.	15c 1/2	8c 1/2	à gauche du sternum	id	id	rien	
				10 jours apr.	4e esp int.	4e esp 8 cent.	4 cent.	13 cent.	6c 1/2	rien	id	rien	rien	
3				En travail	3e esp int.	4e esp 10c 1/2	5 cent.	16c 1/2	7c 1/2	Souffle fort sur toute la surface du cœur	2e bruit éclatant orifice pulmonaire	des 2 côtés	très marqué 2 côtés	Femme en travail.
	18 ans	moyenne	1ère	1 heure apr.	4e esp. int.	4e esp. 10 cent.	5c 5	16c 1/2	7c 1/2	id, mais plus faible	rien	id	id	Dilatation de l'oreillette droite avec insuffisance tricuspidienne
				11 jours apr.	5e esp. int.	4e esp. 9 cent.	3 cent.	13 cent.	6 cent.	Le souffle a disparu	rien	id	Léger	
4				4 jours avant	4e esp int.	4e esp. 10 cent.	4 cent.	15 cent.	11 cent.	Souffle doux sur toute la surface du cœur, max. à la pointe	Très marqué orifice aortique	des 2 côtés	rien	Hypertrophie du ventricule gauche?
	22 ans	petite	2ème	5 heures apr.	4e esp. int.	4e esp. 10 cent.	5 cent. 1/2	16c 1/2	11 cent.	id; mêmes caractères	id	id	rien	
				10 jours après.	4e esp. int.	4e esp. 8 cent.	4 cent.	13 cent.	8 cent.	id, plus faible	id	rien	rien	
5				2 jours avant	3e esp. int.	4e esp. 10c 1/2	5 cent.	16c 1/2	7 cent.	rien	2e bruit clair orifice pulmonaire	rien	Très marqué 2 côtés	Distension de l'oreillette droite
	21 ans	grande	1ère	33 heures apr.	4e esp. int.	4e esp. 10 cent.	6 cent.	17 cent.	7 cent.	rien	rien	rien	id	avec insuffisance? peu d'hypertrophie du ventricule gauche.
				15 jours apr.	4e esp. int	4e esp. 8 cent.	3 cent.	12 cent.	6 cent.	rien	rien	rien	rien	
6				2 jours avant	4e esp. int.	4e esp. 9 cent.	4 cent.	14 cent.	9 cent.	rien	rien	rien	rien	
	24 ans	moyenne	2e grossesse plus une fausse couche de 4 mois	15 heures apr.	5e esp. int.	4e esp. 9 cent.	4c 1/2	14c 1/2	8 cent.	rien	rien	rien	id	
				7 jours apr.	5e esp int.	4e esp. 7c 1/2	3c 1/2	12 cent.	6 cent. 1/2	rien	rien	rien	id	
7				8 jours avant	3e esp. int.	3e esp int 9c	2c 1/2	12c 1/2	8 cent.	Souffle systolique doux à g. du sternum	2e bruit métallique orifice pulmonaire	Souffle des 2 côtés	rien	Pointe du cœur très élevée avant
	25 ans	moyenne	2ème	36 heures apr.	4e esp. int.	4e esp. 9 cent.	4 cent.	14 cent.	8 cent.	id	rien	id	id	l'accouchement. Hypertrophie légère.
				13 jours apr.	5e côte	4e esp. 7 cent.	3 cent.	11 cent.	7 cent.	Le souffle a disparu	rien	rien	id	
8				24 heures av.	3e esp. int.	4e esp. 11c 1/2	4 cent.	16c 1/2	9 cent.	Souffle systolique rude à tous les orifices, sous maximum précis	Accentuation pulmon. et aortique	des 2 côtés	rien	Cœur gros encore après 10 jours.
	43 ans	grande maigre	6ème	22 heures apr.	4e esp. int.	6e esp. 11c	4c 1/2	16c 1/2	9 cent.	id très doux	id	id	rien	Pointe dans le 5e espace intercostal. Cas très peu facile à percuter à cause
				10 jours apr.	4e esp. int.	5e esp 10c	4 cent.	15 cent.	8 cent.	id id	id	id	rien	de la maigreur.
9				13 jours avant	3e esp. int.	4e esp. 11c	3c 1/2	15c 1/2	8 cent.	rien	2e bruit éclat. orifice aortique	rien	rien	Longueur du cœur 17 centimètres.
	28 ans	courte grosse	3ème	30 heures apr.	4e esp. int.	4e esp. 11c	5 cent.	17 cent.	8 cent.	rien	id	id	rien	
				11 jours après	4e esp. int.	4e esp. 9c	3 cent.	13 cent.	6 cent.	rien	rien	id	rien	
10				15 jours av.	3e esp. int.	4e esp. 10c	4 cent.	15 cent.	10c 1/2	Souffle doux à gauche du sternum propagé à la pointe	2e bruit aortique éclat.	des 2 côtés	reflux à droite	Hypertrophie du ventricule gauche,
	18 ans	grande	1ère	12 heures apr.	4e côte	5e esp. 9c	4 cent.	14 cent.	10 cent.	id	id	id	id	insuffisance tricuspidienne. Sommets suspects, hémoptysie. Pointe du cœur dans le
				13 jours apr.	4e esp. int.	5e esp 9c	3c 1/2	13 cent.	8c 1/2	id	id	id	rien	5e esp.
11				25 jours avant	3e esp. int	4e esp. 9c	5c 1/2	15c 1/2	8 cent.	Souffle systolique à l'appendice xyphoïde.	rien	rien	très marqué 2 côtés.	Vomissements abondants et incoercibles
	20 ans	moyenne	1ère	20 heures apr.	4e côte	4e esp. 9c	5c 1/2	16 cent.	8 cent.	rien	rien	id	id	pendant toute la grossesse. Distension de l'oreillette droite avec
				8 jours après	4e esp. int	4e esp. int. 9c	4c 1/2	14c 1/2	7c 1/2	rien	rien	id	rien	insuffisance tricuspidienne?
12				En travail	3e esp. int.	4e esp. 8c	3c 1/2	12c 1/2	7 cent.	Souffle rude à tous les orifices, maximum à l'orifice pulmonaire	2e bruit éclatant orifice pulmonaire	des 2 côtés	jugul. gonflées sans reflux	Femme emphysémateuse, percussion
	26 ans	petite	1ère	14 heures apr.	4e esp. int.	4e esp. 8c	5 cent.	13 cent.	7 cent.	persiste à l'orifice pulmonaire seulement	rien	rien	rien	difficile. Intéressante à cause du souffle à toute la surface du cœur.
				7 jours après	4e esp. int.	4e esp. 9c	2 cent. (?)	11 cent. (?)	6 cent.	id	rien	rien	rien	(1er examen au début du travail)

et tracer la ligne A B. Cette ligne, oblique de droite à gauche et de haut en bas, représente sinon exactement le bord droit du cœur, au moins sa longueur, et elle sert à évaluer la longueur du cœur.

Pour mesurer la hauteur du cœur, voici le procédé que nous avons suivi :

1° Sur *le milieu* de la ligne A B représentant le bord droit du cœur, élever une perpendiculaire ;

2° Mesurer sur cette ligne l'étendue du cœur dans ce sens, en marquant en haut le point où commence la submatité.

Ce procédé, qui diffère d'ailleurs très peu de celui de Piorry, a l'avantage de prendre tous ses points de repère sur le cœur et de permettre ainsi de le mesurer toujours suivant les mêmes axes, quels que soient les déplacements qu'il subit par le fait de l'ampliation de l'utérus.

Nous l'avons appliqué à la mensuration du cœur chez dix femmes âgées de 19 à 28 ans, non enceintes, n'ayant jamais eu d'enfants, bien portantes ou atteintes d'affections chirurgicales, n'ayant jamais eu de maladies pouvant retentir sur le cœur ; en un mot, dans des conditions où ce viscère avait le plus de chances de présenter ses dimensions normales.

Les résultats obtenus ont été :

Longueur du cœur. (Ligne A. B).	Hauteur du cœur. (Perpendiculaire élevée sur AB).
—	
11 cent. 5	5 cent. 5
10 —	6 —
12 —	5 — 5
10 — 5	7 —
11 —	6 —
11 — 5	6 —
9 —	5 — 5
12 —	6 —
11 — 5	7 —
13 —	7 —
Soit en moyenne :	
11 cent. 05	6 cent. 01
Pour la longueur du cœur.	Pour sa hauteur.

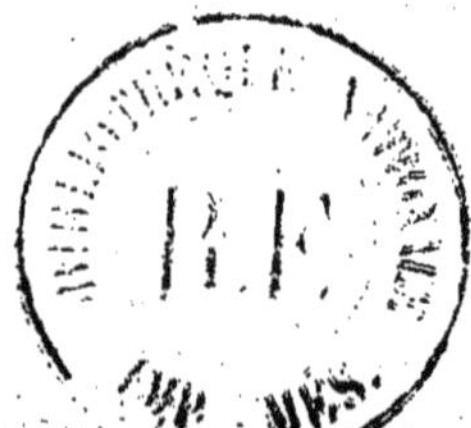

Ces chiffres, 11 cent. 05 et 6 centimètres, ne représentent en aucune façon les dimensions absolues du cœur, ils n'ont qu'une valeur relative. Ils ont pour but de servir de point de comparaison avec les chiffres obtenus dans les mêmes conditions pendant l'état puerpéral.

En pratiquant ces mensurations, nous avons constaté également que la pointe du cœur chez la femme, à l'état normal, battait dans le 4e espace intercostal, le plus souvent à 7 cent. 1/2 ou 8 centimètres de la ligne médiane. Quant à l'oreillette droite, le point où commence la submatité qui révèle son existence sous la lame de poumon, est située presque invariablement à 3 centimètres à droite de la ligne médiane.

Ces résultats sont sensiblement les mêmes que ceux indiqués par MM. Constantin Paul, Letulle (1) et Duroziez (2). Ce dernier auteur, toutefois, indique pour la hauteur du cœur un chiffre de beaucoup supérieur (9 centimètres), mais cela tient à ce qu'il ne trace pas en bas de ligne parallèle au bord droit du cœur, et fait entrer dans ses résultats une portion de matité appartenant vraisemblablement au foie.

Nos observations ont porté sur 41 cas appartenant à trois catégories.

A. La première, la plus nombreuse, comprend vingt-cinq femmes que nous avons pu examiner plusieurs fois avant et après l'accouchement.

B. La deuxième, porte sur 11 femmes examinées seulement avant l'accouchement, et que nous n'avons pu suivre ensuite, soit qu'on les ait envoyées accoucher chez des sages-femmes de la ville, au moment de l'apparition des premières douleurs, soit qu'elles ne fussent pas encore accouchées au moment où nous avons dû écrire notre thèse.

(1) Letulle. Loc, cit.
(2) Duroziez. Loc. cit.

C. La troisième catégorie enfin, contient cinq observations de femmes examinées seulement après l'accouchement.

Nous avons fait figurer dans notre tableau les résultats fournis par la percussion du foie et du cœur, ainsi que ceux donnés par l'auscultation du cœur et des vaisseaux du cou dans ces 41 cas ; mais nous ne nous servirons, pour nos conclusions, que des 25 observations qui ont pu être prises, à la fois, avant et après la délivrance.

A. Longueur du cœur

(*Distance de la pointe à l'oreillette droite.*)

1° *Avant l'accouchement.* — Nous avons dit que la longueur du cœur de la femme, déterminée par la percussion et la fixation du lieu précis où bat la pointe, était en moyenne de 11 cent. 1/2.

Or, dans les 25 observations que nous avons recueillies, voici quels ont été les résultats obtenus dans un premier examen, quelques jours avant l'accouchement.

	Longueur du cœur avant l'accouchement		Longueur du cœur avant l'accouchement
Obs. I.	14.5	Obs. XIV.	14.5
— II.	15.5	— XV.	14
— III.	16.5	— XVI.	15.5
— IV.	15	— XVII.	16.5
— V.	16.5	— XVIII.	15.5
— VI.	14	— XIX.	15
— VII.	12.5	— XX.	15.5
— VIII.	16.5	— XXI.	14.5
— IX.	15.5	— XXII.	15
— X.	15	— XXIII.	16.5
— XI.	15.5	— XXIV.	10
— XII.	12.5	— XXV.	14.5
— XIII.	14		

Soit en moyenne 14 cent. 8, c'est-à-dire un chiffre qui dépasse la normale de plus de trois centimètres (exactement 3 cent. 3), encore ce chiffre serait-il un peu plus élevé, si nous n'avions pas fait figurer dans la moyenne l'observation de la femme T..., nº XXIV, une véritable naine, qui n'était enceinte que de 7 mois 1/2, et dont le cœur ne mesurait que 10 centimètres de longueur, alors que le plus petit de tous les autres atteignait 12 cent. 1/2.

Si nous recherchons quels sont les chiffres le plus fréquemment observés, nous trouvons :

10	cent.		1	fois.
12	—		0	—
12	—	5	2	—
13	—		0	—
13	—	5	0	—
14	—		3	—
14	—	5	4	—
15	—		4	—
15	—	5	6	—
16	—		0	—
16	—	5	5	—
			25	fois.

Les chiffres 14 cent. 1/2, 15 centimètres, 15 cent. 1/2 et 16 cent. 1/2, sont ceux qui se rencontrent le plus fréquemment.

Ces résultats concordent sensiblement avec ceux publiés par M. Duroziez, en 1868 ; en effet, le chiffre le plus souvent noté par cet auteur est de 15 centimètres. Toutefois nous n'avons pas rencontré comme lui de chiffres extrêmes. La longueur du cœur, chez les femmes que nous avons observées, oscillait entre 12 cent. 5 et 16 centimètres (sauf le cas de la naine), tandis que ceux de l'auteur précédemment cité oscillent entre 11 cent. et 18 centimètres.

2° *Longueur du cœur immédiatement après l'accouchement.* — Un deuxième examen pratiqué immédiatement après l'accouchement, c'est-à-dire depuis une heure jusqu'à trente-six heures, nous donne pour la longueur du cœur les résultats suivants :

	Longueur du cœur.		Longueur du cœur.
Obs. I.	15.5	Obs. XIV.	16.5
— II.	15.5	— XV.	15.5
— III.	16.5	— XVI.	14
— IV.	16.5	— XVII.	16
— V.	17	— XVIII.	16
— VI.	14.5	— XIX.	15.5
— VII.	13.5	— XX.	16
— VIII.	16.5	— XXI.	15.5
— IX.	17	— XXII.	15.5
— X.	14	— XXIII.	16
— XI.	16	— XXIV.	10
— XII.	13	— XXV.	15.5
— XIII.	14.5		

La moyenne de ces mesurations est de 15 cent. 02, ou en chiffres ronds, 15 centimètres.

Si on la compare à la moyenne des mesures prises avant l'accouchement (14 cent. 8), on voit donc qu'elle lui est un peu supérieure. Cette différence de 4 millimètres, portant sur une moyenne de 25 cas, peut sembler insignifiante, si l'on ne considère que le résultat d'ensemble, et elle ne mériterait pas d'être notée si, dans certains cas, il ne survenait en quelques heures et, du fait de l'accouchement, une augmentation notable de la matité transversale du cœur. Dans l'observation XIV, par exemple (voir le tableau), le cœur, percuté 20 heures avant l'accouchement, donne comme matité 14 cent. 1/2; seize heures après la délivrance, cette matité est de 16 cent. 1/2. L'augmentation est donc de 2 centimètres, et, chose remarquable, la pointe du cœur occupe exacment la même place avant et après l'accouchement ; elle bat dans le 4e espace intercostal, à 10 centimètres de la ligne médiane. L'ampliation de 2 centimètres a été fournie tout entière par l'oreillette droite, dont la submatité commençait à 3 cent. 1/2 de la ligne médiane, lors du premier examen, et avait été repoussée à 5 cent. 1/2 trente-six heures après. Il ne s'agit pas là, comme on pourrait le croire, d'une erreur d'appréciation; la femme sur laquelle nous avons recueilli cette observation était très émaciée, la percussion de la région précordiale était des plus faciles et donnait des résultats très nets. Du reste, ce fait n'est pas isolé, et dans les observations IX et XV nous voyons encore une augmentation d'un centimètre et demi survenir entre le premier et le second examen.

Nous verrons, d'ailleurs, en étudiant séparément les modifications de volume de l'oreillette droite, que ce fait est presque constant. Il est inutile de dire que lorsque la pointe du cœur se dévie notablement du côté de l'aisselle en même temps que l'oreillette est reportée à droite, la longueur du cœur atteint alors son maximum, comme dans l'observation IX (Gascon), où cette longueur est de 17 centimètres.

3° *Longueur du cœur dix ou quinze jours après l'accouchement.* — En pratiquant de nouveau la percussion de la région précordiale, dans le cours ou vers la fin de la deuxième semaine après la délivrance, nous avons obtenu les chiffres qui suivent :

	Longueur du cœur.		Longueur du cœur.
Obs. I.	12.5	Obs. XIV.	13
— II.	13	— XV.	12.5
— III.	13	— XVI.	12
— IV.	13	— XVII.	13.5
— V.	12	— XVIII.	13
— VI.	12	— XIX.	13

	Longueur du cœur.		Longueur du cœur.
	—		—
Obs. VII.	11	Obs. XX.	11.5
— VIII.	15	— XXI.	12
— IX	13	— XXII.	13
— X.	13.5	— XXIII.	14.5
— XI.	14.5	— XXIV.	9
— XII.	11 (?)	— XXV.	13.5
— XIII.	12		

A cette époque la longueur du cœur à subi une diminution considérable, car la moyenne des mensurations ci-dessus donne, en chiffres ronds, 12 centimètres.

Le chiffre de 15 centimètres avait persisté une seule fois dans l'observation VIII. Il s'agissait d'une femme de 43 ans, grande et très maigre qui en était à sa sixième grossesse. Ce résultat viendrait à l'appui de l'opinion émise par Larcher et confirmée par M. Duroziez (1), que le volume du cœur augmente sous l'influence des grossesses répétées. Il est vrai que, dans ce cas, une autre cause d'accroissement vient s'ajouter à la grossesse, c'est l'âge, auquel on attribue généralement une influence marquée sur l'augmentation de volume du cœur.

Le chiffre de 14 cent. 1/2 qu'on retrouve 2 fois appartient, dans l'observation XXIII, à une femme de 33 ans enceinte pour la quatrième fois. Dans l'observation XI, il s'agit d'une primipare de 20 ans, qui avait, pendant tout le cours de sa grossesse, des vomissements incoercibles.

La longueur minima, observée à cette époque, est de 11 centimètres; on la retrouve deux fois seulement (obs. VII et XII). Dans cette dernière observation le chiffre 11 centimètres est noté avec un point d'interrogation; il s'agit, en effet, d'une femme emphysémateuse chez laquelle les résultats de la percussion sont douteux. Dans l'observation VII, rien de particulier à noter; le

(1) Loc. cit.

cœur était petit avant l'accouchement, il mesurait seulement 12 cent. 1/2.

Voici, du reste, les longueurs observées par ordre de fréquence.

15	cent.		1	fois.
14	—	1/2	2	—
14	—		0	—
13	—	1/2	3	—
13	—		8	—
12	—	1/2	2	—
12	—		5	—
11	—	1/2	1	—
11	—		2	—
9	—		1	—
			25	fois.

En résumé : *a*, augmentation de longueur du cœur avant l'accouchement ; *b*, augmentation plus considérable encore après la délivrance ; *c*, retour vers la normale après 10 ou 15 jours, tels sont les résultats que nous constatons dès maintenant.

Examinons comment se produisent ces variations de longueur en prenant d'une part, la distance de la pointe du cœur à la ligne médiane, d'autre part, celle de l'oreillette droite, à la ligne médiane également.

B. Distance de la pointe du cœur a la ligne médiane.

Si, faisant abstraction de la longueur totale du cœur mesurée de l'oreillette droite à la pointe du cœur, nous considérons seulement le lieu précis où bat cette pointe par rapport à la ligne médiane, nous observons des changements notables suivant l'époque à laquelle a lieu l'examen.

Rappelons qu'à l'état normal et en dehors de la grossesse, la pointe du cœur bat, chez la femme, dans le quatrième espace intercostal à 7 cent. 1/2 ou 8 cent. de la ligne médiane.

PREMIER EXAMEN

Dans les 15 ou 20 jours qui ont précédé l'accouchement.

Obs.				
Obs.	I	La pointe du cœur bat à	10 cent.	de la ligne médiane
—	II	—	10.5	—
—	III	—	10.5	—
—	IV	—	10	—
—	V	—	10.5	—
—	VI	—	9	—
—	VII	—	9	—
—	VIII	—	11.5	—
—	IX	—	11	—
—	X	—	10	—
—	XI	—	9	—
—	XII	—	8	—
—	XIII	—	9	—
—	XIV	—	10	—
—	XV	—	9	—
—	XVI	—	10	
—	XVII	—	11	—
—	XVIII	—	9	—
—	XIX	—	10	—
—	XX	—	10	—
—	XXI	—	10	—
—	XXII	—	10	—
—	XXIII	—	11.5	—
—	XXIV	—	6	—
—	XXV	—	10	—

Moyenne : 9 cent. 7 millim.

Chez la femme qui approche du terme, la pointe du cœur bat donc à 9 cent. 1/2 ou 10 centimètres de la ligne médiane (exactement 9 cent. 7^{mm}).

Le chiffre 10 est, d'ailleurs, de beaucoup le plus fréquent ainsi que le montre le tableau suivant. Il doit donc être considéré comme normal à cette époque.

Sur 25 cas observés la pointe battait :

à	11	cent.	1/2	2	fois.
	11	—		2	—
	10	—	1/2	3	—
	10	—		10	—
	9	—	1/2	0	—
	9	—		5	—
	8	—	1/2	1	—
	8	—		1	—
	6	—		1	—
				25	fois.

Soit le plus souvent une déviation de 2 centimètres à 2 cent 1/2 vers la gauche.

DEUXIÈME EXAMEN.

Immédiatement après l'accouchement.

Obs.				
Obs. I	La pointe du cœur bat à	10	cent.	de la ligne médiane
— II	—	9.5		—
— III	—	10		—
— IV	—	10		—
— V	—	10		—
— VI	—	9		—
— VII	—	9		—
— VIII	—	11		—
— IX	—	11		—
— X	—	9		—
— XI	—	9		—
— XII	—	8		—
— XIII	—	9		—
— XIV	—	10		—
— XV	—	9		—
— XVI	—	10		—
— XVII	—	11		—
— XVIII	—	9		—
— XIX	—	10		—
— XX	—	10		—
— XXI	—	10		—
— XXII	—	9.5		—
— XXIII	—	11		—
— XXIV	—	6		—
— XXV	—	10		—

Moyenne : 9 cent. 6 millim.

Voici les chiffres par ordre de fréquence : La pointe du cœur battait :

à 11	cent.	1/2	0	fois.
11	—		4	—
10	—	1/2	0	—
10	—		10	—
9	—	1/2	2	—
9	—		7	—
8	—	1/2	0	—
8	—		1	—
6	-		1	—
			25	fois.

Ici encore le chiffre 10 centimètres est celui qu'on rencontre le plus souvent.

Ces résultats auxquels nous étions loin de nous attendre, montrent que la pointe du cœur, contrairement à ce qu'ont écrit la plupart des auteurs, *ne change pas de place immédiatement après l'expulsion du produit de la conception*. Non seulement elle bat à la même distance de la ligne mediane, mais elle ne subit (le plus souvent du moins) aucun abaissement, et se trouve, après comme avant, dans le quatrième espace intercostal. Quatre fois cependant, dans les observations VI, VIII, X, et XXIII, nous l'avons trouvée descendue dans le cinquième espace. De ces quatre observations, deux, (obs. VIII et XXIII) ont déjà été citées ; elles ont trait à deux multipares dont l'une est âgée du 43 ans et l'autre de 31 ans. Doit-on voir dans cette situation anormale de la pointe du cœur un signe d'hypertrophie causée par les grossesses multiples ? L'observation X se rapporte à une primipare de 18 ans ayant eu des hémoptysies, des laryngo-bronchites suspectes et qui est très probablement au début d'une tuberculose.

Quant au quatrième cas dans lequel la pointe du cœur occupait le cinquième espace intercostal, il a trait à une femme de 24 ans, de taille moyenne, ayant eu deux grossesses et une fausse couche de quatre mois et d'ailleurs très bien portante.

Ainsi, dans 3 des 4 cas où la pointe était dans le cinquième espace intercostal, nous trouvons des conditions particulières pouvant expliquer cette exception à la règle.

Dans la grande majorité des cas, la pointe du cœur bat donc, immédiatement après l'accouchement, exactement au même endroit qu'avant. Que devient-elle dans les jours et dans les semaines qui suivent ? Nous n'avons pu imiter M. Duroziez qui, pratiquant la percussion du cœur dans les jours qui suivent l'accouchement, constate une augmentation de volume au troisième jour, au moment de la montée du lait. A ce moment, en effet, les phénomènes de fluxion dont les seins sont le siège, rendent ce genre d'exploration très douloureux, difficile et souvent même impossible. Vers le dixième ou le douzième jour, au contraire, alors que la fonction de l'allaitement est complètement établie, l'examen de la région précordiale redevient plus facile et nous a permis de constater qu'à cette époque la pointe du cœur avait subi un retrait très notable comme on peut le voir dans le tableau qui suit :

TROISIÈME EXAMEN.

Distance de la pointe à la ligne médiane, dix ou quinze jours après l'accouchement.

Obs.			
Obs. I	La pointe du cœur bat à	7 cent. 5	de la ligne médiane
— II	—	8	—
— III	—	9	—
— IV	—	8	—
— V	—	8	—
— VI	—	7.5	—
— VII	—	7	—
— VIII	—	10	—

Obs.	IX	La pointe du cœur bat à	9	cent.	de la ligne médiane
—	X	—	9		—
—	XI	—	9		—
—	XII	—	9		—
—	XIII	—	8		—
—	XIV	—	9		—
—	XV	—	8		—
—	XVI	—	8		—
—	XVII	—	9		—
—	XVIII	—	8		—
—	XIX	—	8		—
—	XX	—	9		—
—	XXI	—	8		—
—	XXII	—	9		—
—	XXIII	—	9.5		—
—	XXIV	—	5		—
—	XXV	—	9		—

La moyenne dans ces chiffres donne 8 cent. 3 millimètres. Soit environ 2 centimètres de retrait.

La pointe battait :

à 10 cent.		1	fois.
9	1/2	1	—
9 —		10	
7 —		9	—
7 —	1/2	2	—
7 —		1	—
5 —		1	—
		25	fois.

A cette époque, la pointe tend donc à reprendre la position qu'elle avait pendant la grossesse, mais elle n'y est point encore parvenue, puisque le chiffre 9 centimètres, observé 10 fois, est supérieur à la normale.

Nous avons à considérer maintenant les variations de volume éprouvées par l'oreillette droite.

C. Distance de l'oreillette droite a la ligne médiane.

Obs.	1er Examen. Quelques jours avant l'accouchement.	2e Examen. Quelques heures après.	3e Examen. 10 ou 15 jours après.
I	L'or. est à 3 c. 5 de la lig. m.	L'or. est à 4 c. 5 de la lig. m.	L'or. est à 4 c. de la lig. m.
II	4	4	4
III	5	5.5	4
IV	4	5.5	4
V	5	6	3
VI	4	4.5	3.5
VII	2.5	4	3
VIII	4	4.5	4
IX	3.5	5	3
X	4	4	3.5
XI	5.5	5.5	4.5
XII	3.5	5	2
XIII	4	4.5	4
XIV	3.5	5.5	3
XV	4	5.5	4
XVI	4.5	3	3
XVII	4.5	4	4
XVIII	5.5	6	4
XIX	4	4.5	4
XX	4.5	5	2
XXI	3.5	4.5	3
XXII	4	5	3
XXIII	3.5	4	4
XXIV	3	3.5	3
XXV	3.5	4.5	4
	Moyenne, 4 cent.	Moyenne, 4 c. 7 mil.	Moyenne, 3 c. 1/2

La distance moyenne de l'oreillette droite à la ligne médiane en dehors de la grossesse étant de 3 centimètres, le tableau qui précède nous montre :

1° Qu'à l'approche du terme, elle a subi une augmentation de volume d'un centimètre en moyenne;

2° Que, dans les vingt-quatre ou trente-six heures qui suivent l'accouchement, cet accroisement de volume est plus marqué encore, contrairement à ce qu'on était en droit d'attendre (4 cent. 7) ;

3° Que, dans le cours ou vers la fin de la deuxième semaine qui suit la délivrance, l'oreillette tend à reprendre ses dimensions normales.

Nous trouvons là une confirmation de ce fait que nous avions constaté en mesurant la longueur totale du cœur : à savoir que cette longueur totale est plus grande immédiatement après qu'avant l'accouchement et que cette augmentation de volume est due en entier à l'ampliation de l'oreillette droite ; la pointe du cœur n'ayant subi aucun déplacement.

Dans les observations III, V, XI et XVIII, cette dilatation de l'oreillette était très considérable aussi bien avant qu'après l'accouchement et ce fait, rapproché de quelques autres phénomènes particuliers (faible hauteur du cœur, reflux jugulaire, etc.), nous a induit à penser que peut-être on pouvait distinguer cliniquement dans certains cas l'hypertrophie de la dilatation cardiaque pendant la grossesse.

Mais quelle peut être la cause de l'ampliation plus considérable de l'oreillette qu'on observe presque constamment dans les heures qui suivent la délivrance ? Faut-il admettre que le cœur, surmené pendant le travail et notamment pendant la période d'expulsion, se laisse distendre dans ses parties les moins résistantes ?

Il ne nous reste plus maintenant, pour terminer ce qui est relatif à la percussion, qu'à indiquer les variations de la matité précordiale dans le sens de la hauteur, c'est-à-dire suivant une ligne perpendiculaire au grand axe du cœur et coupant ce viscère au niveau de la partie supérieure des ventricules ou plus exactement du ventricule gauche qui est seul en rapport avec la paroi thoracique.

C'est ce que nous allons faire dans le tableau qui suit :

D. Hauteur du Cœur.

	1er Examen. Quelques jours avant l'accouchement. La hauteur est de :	2e Examen. Quelques heures après l'accouchement. La hauteur est de :	3e Examen. Dix ou quinze jours après l'accouchement. La hauteur est de :
Obs. I.	8 cent.	8 cent.	6 cent. 5
— II.	8.5	8.5	6.5
— III.	7.5	7.5	6
— IV.	11	11	8
— V.	7	7	6
— VI.	9	8	6.5
— VII.	8	8	7
— VIII.	9	8	8
— IX.	8	8	6
— X.	10.5	10	8.5
— XI.	8	8	7.5
— XII.	7	7	6
— XIII.	9	9	7
— XIV.	10	10	8
— XV.	8.5	8	7
— XVI.	9	8	5.5
— XVII.	8	8	8
— XVIII.	7.5	7	7
— XIX.	10	10	7
— XX.	9	9	7.5
— XXI.	11	1	8
— XXII.	10	9	6.5
— XXIII.	10.5	10	8
— XXIV.	7	7	6
— XXV.	10	9.5	7
	Moyenne, 8 cent. et une fraction négligeable (8 c. 04).	Moyenne, 8 cent. et une fraction négligeable (8 c. 01).	Moyenne. 7 cent.

Les moyennes indiquent ici encore que les dimensions de la matité précordiale restent les mêmes avant et immédiatement après l'accouchement et que ces dimensions se rapprochent de la normale (6 cent.), vers le dixième ou le quinzième jour.

Mais cette diminution ainsi constatée semble insignifiante (1 centimètre); elle paraîtra plus importante si nous examinons les chiffres observés par ordre de fréquence. La hauteur du cœur est :

	Au 1er examen.	Au 2e examen.	Au 3e examen.
de 11 cent.	2 fois.	2 fois.	0 fois.
10 — 1/2	2 —	0 —	0 —
10 —	4 —	4 —	0 —
9 — 1/2	0 —	1 —	0 —
9 —	5 —	3 —	0 —
8 — 1/2	2 —	1 —	1 —
8 —	5 —	9 —	6 —
7 — 1/2	2 —	1 —	2 —
7 —	3 —	4 —	6 —
6 — 1/2			4 —
6 —			5 —
5 — 1/2			1 —
	25 fois.	25 fois,	25 fois.

Nous trouvons ainsi que les chiffres les plus élevés 9, 10 et 11 cent., qui avaient été fréquemment observés avant l'accouchement et dans l'examen qui l'a suivi immédiatement, n'ont plus été retrouvés lors du troisième examen. Ils appartenaient aux observations IV, X XIV, XIX, XXI, XXII, XXIII et XXV et, pour le dire de suite, nous croyons qu'ils indiquent une hypertrophie *temporaire* notable du ventricule gauche avec ou sans dilatation. Nous verrons en quoi les phénomènes observés à l'auscultation dont nous allons maintenant nous occuper peuvent justifier cette hypothèse.

AUSCULTATION.

Les principaux phénomènes constatés par l'auscultation sont :

1° Des souffles de la région précordiale ;

2° Des souffles dans les vaisseaux du cou;

3° Une accentuation du deuxième bruit du cœur, constatée tantôt à l'orifice pulmonaire, tantôt à l'orifice aortique, quelquefois à ces deux orifices en même temps.

SOUFFLES CARDIAQUES.

Les souffles de la région précordiale sont extrêmement fréquents dans les derniers temps de la grossesse. Sur les 36 femmes dont nous avons ausculté le cœur, (25 de la première série et 11 de la seconde), vingt-trois avaient un souffle à la région précordiale. Cette proportion, on le voit, est beaucoup plus forte que celle donnée par Jacquemier (1), qui n'avait signalé le souffle que dans un quart des cas; elle se rapproche de celle indiquée par M. Letulle (2), qui sur 8 femmes auscultées avant l'accouchement a noté six fois un souffle au cœur. En outre, tandis que Jacquemier sur 62 cas a trouvé trois fois un souffle diastolique, tous les souffles que nous avons observés étaient systoliques. De même dans les 6 cas relatés par M. Letulle, c'est un souffle systolique qui a été observé.

Presque toujours, ce souffle était doux, en jet de vapeur, couvrant toute la systole et semblable à ceux qu'on observe dans la chlorose. Trois fois cependant (obs. I, VIII et XII) le souffle, sans être râpeux, était rude.

(1) Loc. cit.
(2) Loc. cit.

Ce caractère de rudesse du souffle nous a semblé être le plus souvent en rapport avec un accroissement de l'activité fonctionnelle du cœur. Dans l'observation I, en effet, il s'agit d'une femme qui avait eu 4 ans auparavant une attaque de rhumatisme articulaire, n'ayant d'ailleurs laissé à sa suite aucun trouble fonctionnel du côté du cœur. Le lendemain de son accouchement, cette malade ayant été prise de fièvre, le souffle, qui primitivement ne s'entendait qu'à la base et à gauche du sternum, était devenu très intense et à tous les foyers d'auscultation du cœur on entendait un souffle systolique fort sans qu'il fût possible de rapporter le maximum d'intensité à un point précis. Ce souffle était très probablement lié à une plus grande activité fonctionnelle du cœur et ce qui le prouve c'est qu'après avoir persisté pendant quatre ou cinq jours, il alla en s'affaiblissant et avait complètement disparu douze jours après l'accouchement.

L'observation VIII concerne une femme de 43 ans, multipare sans antécédents pathologiques, dont la matité précordiale fut trouvée plus étendue que de coutume lors du troisième examen qui eut lieu dix jours après l'accouchement et dont le cœur semblait hypertrophié. Là encore la rudesse du souffle paraît donc liée à une plus grande activité fonctionnelle du cœur. D'ailleurs, dans cette observation comme dans la précédente, le souffle est entendu sur toute la surface du cœur, caractère sur lequel nous aurons occasion de revenir ; il coïncide en outre avec une impulsion cardiaque énergique et une accentuation très nette du second bruit pulmonaire et aortique.

L'observation XII est celle d'une femme atteinte d'emphysème pulmonaire et présentant sur toute la surface du cœur un souffle très rude qui, le lendemain de l'accouchement, n'existe plus qu'à l'orifice pulmonaire. Il n'y a pas d'impulsion cardiaque et la matité précordiale n'est pas augmentée.

Quel rapport peut-il y avoir entre l'emphysème et la

rudesse du souffle? C'est ce que nous ne saurions dire.

Ainsi, souffle systolique doux dans l'immense majorité des cas, souffle rude quand l'activité du cœur augmente, tels sont les premiers phénomènes que révèle l'auscultation.

Le siège de ces souffles est variable. Le plus souvent leur maximum d'intensité est à gauche du sternum dans le troisième espace intercostal, à quelques centimètres de la ligne médiane en un point à peu près également distant de la base et de la pointe, et qui correspond à la partie moyenne des ventricules.

En présence de cette particularité de siège qui, ne paraît se rapporter exactement à aucun des foyers d'auscultation du cœur, nous avons dû nous demander si nous ne serions pas en présence de ce souffle doux extra-cardiaque attribué par M. le professeur Potain à une pression exercée pendant la systole ventriculaire sur la lame de poumon qui se trouve comprise entre le cœur et la paroi thoracique :

Mais, 1° ce souffle n'éprouve aucune modification sous l'influence des changements d'attitude du sujet observé. (Toutes nos observations ont été prises, le sujet étant dans le décubitus dorsal, aussi bien pour la percussion que pour l'auscultation.)

2° Il conserve exactement les mêmes caractères pendant l'inspiration et l'expiration.

3° Il coïncide le plus souvent avec un souffle qui lui est isochrone dans les vaisseaux du cou et qui, selon toute vraisemblance, n'est que la propagation du bruit cardiaque dans les carotides.

4° Il est constant et non intermittent comme les bruits extra-cardiaques.

Pour ces raisons, nous avons écarté l'idée d'un souffle extra-cardiaque.

La nature intra-cardiaque de ces souffles étant admise est-il toujours possible de dire à quel orifice du cœur ils doivent être rapportés? Lorsqu'ils siègent dans le deuxième espace intercostal gauche ou dans le troisième espace intercostal droit, à quelques centimètres de la ligne médiane, ils se passent évidemment dans l'artère pulmonaire ou dans l'aorte, et la qualité particulière du sang dans la grossesse est sans doute le principal élément de leur production; mais quand ils siégent à la pointe ou en plein ventricule, sont-ce des bruits venant de la valvule-mitrale et indiquent-ils une insuffisance de cette valvule ou bien, là encore, sont-ils simplement produits par le frottement plus intense que de coutume sur les parois du cœur d'un sang de nature particulière? C'est cette dernière hypothèse qui nous semble le plus vraisemblable, étant donnée surtout la fréquence d'un souffle existant à tous les orifices du cœur en même temps que dans les vaisseaux.

M. Letulle pense qu'il s'agit-là de souffles anémo-spasmodiques siégeant dans l'artère pulmonaire; leur maximum d'intensité nous a toujours semblé situé plus bas que le foyer d'auscultation des bruits qui se passent dans ce vaisseau. En outre, la plupart étaient propagés vers la pointe.

Quoi qu'il en soit, sur vingt-trois observations où nous avons trouvé le cœur soufflant, douze fois le souffle occupait le lieu que nous venons d'indiquer.

Dans sept autres observations il existait un souffle systolique étendu à toute la surface du cœur, tantôt avec un maximum d'intensité déterminé, d'autres fois sans qu'il fût possible de préciser le siège de ce maximum. C'est surtout lorsque l'activité fonctionnelle du cœur était augmentée soit par la fièvre, comme dans l'observation I, soit par le travail de l'accouchement (obs. II), que ce phénomène était observé. Dans plusieurs autres cas (obs. IV, VIII, XXXIII), et en dehors de toute cause de perturbation momentanée, il coïncidait avec une augmentation de la matité précordiale et une accentuation du deuxième bruit aortique. Il nous a semblé, dans ces cas, pouvoir être considéré comme un signe d'hypertrophie du ventricule gauche.

Deux fois le souffle siégeait à la pointe et, dans deux autres cas, au niveau de l'appendice xiphoïde. (Dans les deux cas où il existait à l'appendice xiphoïde, il coïncidait avec des symptômes de dilatation cardiaque (obs. XI et XXVIII).

Ces souffles, si variables quant à leur siège, étaient très persistants : on les retrouvait d'une fois à l'autre chez la même femme, avec les mêmes caractères, tant que durait la grossesse. Après l'accouchement, au contraire, ils éprouvaient en général des modifications notables. Ainsi, dans les vingt-quatre heures qui suivaient la délivrance, la plupart étaient affaiblis, quelques-uns même avaient disparu.

Au moment de la sortie de l'hôpital, c'est-à-dire dix ou quinze jours après la délivrance, ils ne persistaient plus que cinq fois sur seize, encore étaient-ils très atténués. Dans deux cas (obs. VIII et X), où ils avaient conservé une certaine intensité, la matité précordiale était demeurée plus étendue que de coutume.

D'ailleurs il suffit de consulter le tableau où nous avons noté toutes ces modifications pour embrasser d'un coup d'œil les rapports qu'elles peuvent avoir entre elles.

ACCENTUATION DU DEUXIÈME BRUIT DU CŒUR.

Ainsi que nous l'avons dit plus haut, nous n'avons jamais observé de souffle au second temps, mais au contraire très fréquemment une accentuation du deuxième bruit soit pulmonaire, soit aortique, soit pulmonaire et aortique en même temps. Cette accentuation a été notée vingt fois sur trente-six observations : treize fois à l'aorte, quatre fois à l'artère pulmonaire, trois fois à ces deux orifices simultanément.

On peut se convaincre, en consultant le tableau que nous avons dressé au commencement de cette étude, que cette accentuation coïncide presque toujours avec un souffle à la région précordiale ; elle n'était jamais plus marquée que dans les cas où le souffle était entendu à toute la surface du cœur et où la matité précordiale était très augmentée.

D'ailleurs, ce renforcement du deuxième bruit semble évoluer parallèlement aux souffles et à la matité précordiale, puisque, dans la première série d'observations où il existait quinze fois, il avait déjà disparu cinq fois au bout de vingt-quatre heures après l'accouchement, et trois autres fois lors du deuxième examen au moment de la sortie.

Les observations VIII, X, XIX et XXI, où nous le retrouvons très marqué à cette époque, sont précisément au nombre de celles que nous avons signalées comme ayant présenté une persistance plus grande de la matité et des souffles. C'est encore dans ces mêmes observations que nous verrons persister le plus longtemps ces souffles vasculaires, dont nous allons maintenant nous occuper.

SOUFFLES VASCULAIRES.

En même temps que le souffle de la région précordiale, existait presque toujours dans les vaisseaux du cou un souffle systolique. Ces souffles étaient doux, prolongés et toujours simples. Jamais nous n'avons observé ces bruits si divers que l'on rencontre dans la chlorose : double bruit de souffle, souffle continu avec renforcement, bruit de rouet, de diable, bruits musicaux, etc. Ceux que nous avons rencontrés présentaient presque toujours des caractères analogues à ceux de la région précordiale qu'ils accompagnaient et dont ils semblaient n'être que la propagation. Très marqués quand les bruits de la région précordiale étaient forts, ils étaient à peine perceptibles lorsque le souffle cardiaque était léger. De même après l'accouchement le souffle vasculaire s'affaiblissait en même temps que le souffle cardiaque ou disparaissait quelques jours avant ce dernier.

Assez souvent, lorsque le souffle vasculaire existait des deux côtés, il était manifestement plus fort à droite qu'à gauche ; quelquefois même il existait à droite et pas du tout à gauche ; nous n'avons jamais observé le phénomène inverse.

En consultant le traité d'auscultation de Barth et Roger, nous avons trouvé ce renforcement du souffle à droite expliqué par la disposition anatomique des parties. A droite, en effet, la carotide primitive formant un angle avec le tronc brachio-céphalique produit là un éperon contre lequel la colonne sanguine viendrait se briser en murmurant. A gauche, au contraire, la carotide naissant directement de la crosse de l'aorte, il n'y a pas d'éperon et le souffle ne se produit pas, ou bien il a une intensité moindre. Si cette explication est exacte elle doit s'appliquer aux cas que nous signalons.

REFLUX JUGULAIRE.

Le reflux jugulaire que M. Letulle, dans son mémoire, donne comme presque constant (7 fois sur 8 femmes non accouchées et 15 fois sur 17 accouchées), ne nous à pas paru à beaucoup près aussi fréquent.

Dans une première série de 25 femmes enceintes de 8 mois 1/2 à 9 mois, nous le trouvons seulement 7 fois, soit dans un peu plus du quart des cas.

Dans une seconde série de 11 femmes sur le point d'accoucher, nous le retrouvons 4 fois.

Dans la troisième série de 5 femmes récemment accouchées, il n'existe qu'une fois.

Sur 41 femmes examinées, tant avant qu'après l'accouchement, nous le trouvons donc en tout 12 fois, c'est-à-dire un peu plus d'une fois sur quatre.

Si nous considérons seulement les 25 premiers cas dans lesquels les mêmes femmes ont été examinées avant et après l'accouchement, nous voyons que le reflux avait toujours persisté lors du premier examen qui avait lieu quelques heures après l'accouchement ; mais qu'au moment de la sortie de la Clinique (10 ou 12 jours après l'accouchement), on ne le retrouvait plus que 4 fois ; encore dans 2 cas avait-il beaucoup diminué.

En ce qui concerne la coïncidence du reflux jugulaire et des souffles vasculaires du cou, les résultats que nous avons obtenus sont également en désaccord avec ceux de l'auteur précédemment cité. « Un *souffle vasculaire au cou* accompagnait *toujours*, dit M. Letulle, chez nos femmes gravides, le reflux jugulaire. » Or, dans les 7 cas où nous-mêmes avons noté le pouls jugulaire, les souffles vasculaires manquaient quatre fois. Si l'on considère, d'autre part, la grande fréquence des souffles vasculaires par rapport au nombre des femmes examinées (15 fois sur 25 observations), on arrive, au contraire, à cette conclusion que le reflux jugulaire existe le plus souvent dans les cas où il n'y a pas de souffle dans les vaisseaux du cou ni au cœur. Ces résultats contradictoires nous ont d'autant plus frappé que dans le cours de cette étude, nous avons eu un grand nombre de fois l'occasion de vérifier l'exactitude des faits avancés par M. Letulle.

IMPULSION CARDIAQUE. CARACTÈRES DU POULS.

En recherchant par la palpation le lieu précis où battait la pointe du cœur, nous avons constaté *qu'avant l'accouchement*, cette exploration était en général rendue très facile par une impulsion évidente de l'organe vers la paroi thoracique. Cette impulsion était surtout accentuée (en dehors des perturbations accidentelles, comme le travail de l'accouchement ou un accès de fièvre) dans les cas où nous rencontrions une matité précordiale étendue (surtout en hauteur) et un souffle généralisé à toute la surface du cœur. Cette impulsion, qui persistait le lendemain de l'accouchement, avait disparu le plus souvent lors du dernier examen, au point qu'à cette époque la recherche du lieu où battait la pointe du cœur demandait une grande attention.

Nous avions interprété ces variations dans l'intensité du choc de la pointe en faveur de l'hypothèse d'une hypertrophie cardiaque temporaire, et nous nous attendions à voir des modifications semblables du côté du pouls radial.

Mais, contrairement à nos prévisions, les tracés sphygmographiques ne nous ont fourni aucun caractère bien tranché. Le pouls nous a semblé être sensiblement le même quinze jours avant et quinze jours après l'accouchement.

S'il nous était permis de hasarder une hypothèse pour expliquer ce résultat inattendu, nous dirions que, pendant la grossesse, la force d'impulsion du cœur est accrue, sans doute, mais proportionnellement à l'augmentation de la masse totale du sang, du fait de l'hydrémie. De sorte que tout le sucroît de travail du cœur peut être employé à maintenir l'équilibre en mettant en mouvement cette masse de sang plus considérable. Les caractères immuables du pouls ne feraient alors que traduire cet équilibre. Ce n'est là, d'ailleurs, nous nous empressons de le reconnaître, qu'une simple vue de l'esprit.

DÉPLACEMENTS DU FOIE.

En employant pour pratiquer la percussion du cœur le procédé de Piorry modifié, nous avons dû, dans chaque cas, percuter le foie, puisqu'il nous servait à déterminer l'un de nos points de repère. Nous avons ainsi constaté des déplacements notables et constants de cet organe. Le point où commence sa face convexe se traduit chez la femme non enceinte par une ligne mate correspondant à la 5e côte ou au 5e espace intercostal. Or, constamment avant l'accouchement, cette ligne mate était reportée dans le 3e espace intercostal et même quelquefois au niveau de la 3e côte.

Contrairement à ce que l'on observe pour le cœur, immédiatement après l'accouchement, le foie s'abaisse et la ligne de matité occupe dès ce moment le point où elle sera encore 10 ou 15 jours plus tard, c'est-à-dire le 4e ou le 5e espace intercostal.

Ce résultat rapproché de ce qui se passe pour le cœur, nous a semblé remarquable et éminemment propre à démontrer que pour le foie il s'agit d'un simple déplacement d'organe, tandis que pour le cœur l'on est bien en présence d'un changement de volume de ce viscère. Dans le premier cas, en effet, l'accouchement survenant, le foie reprendra immédiatement sa position normale, tandis que dans le second il faudra quinze jours et plus pour que la matité précordiale soit ramenée à ses dimensions ordinaires et que la pointe du cœur revienne à sa position première.

RÉSUMÉ. INTERPRÉTATIONS.

Si nous résumons rapidement les faits que nous avons observés dans l'étude qui précède, nous trouvons.

A. PAR LA PERCUSSION ET LA PALPATION.

1° Une augmentation de la longueur totale du cœur pendant la grossesse, due en même temps à un déplacement de la pointe vers l'aisselle et à une ampliation de l'oreillette droite ;

2° L'ampliation de l'oreillette droite produisant presque exclusivement, dans certains cas, l'augmentation de longueur du cœur;

3° Une augmentation de la hauteur du cœur pendant la grossesse.

4° Une ampliation plus considérable de l'oreillette droite dans les vingt-quatre heures qui suivent l'accouchement;

5° L'état stationnaire des autres parties du cœur (pointe et hauteur du cœur) immédiatement après la délivrance ;

6° Une impulsion cardiaque manifeste dans certains cas avant et immédiatement après l'accouchement, disparaissant ensuite ;

7° Un retrait général du cœur dans le cours de la deuxième semaine qui suit l'accouchement. (La pointe et l'oreillette se rapprochent de la ligne médiane, la hauteur du cœur diminue.)

B. L'AUSCULTATION NOUS RÉVÈLE :

1° Des souffles cardiaques très fréquents, toujours systoliques et généralement doux ;

2° La constance de ces souffles, d'un jour à l'autre, tant que dure la grossesse;

3° La variabilité de leur siège suivant les sujets;

4° Une tendance de ces souffles à se généraliser sous l'influence de toutes les causes qui augmentent l'activité fonctionnelle du cœur;

5° L'accentuation fréquente du deuxième temps du cœur, coïncidant le plus souvent avec des souffles cardiaques et vasculaires et une augmentation de la matité précordiale;

6° La rareté relative du reflux jugulaire et son défaut de coïncidence avec les phénomènes ci-dessus;

7° La tendance de tous ces phénomènes à disparaître dans les semaines qui suivent l'accouchement.

Une première conclusion nous semble s'imposer, lorsque l'on compare les variations d'étendue de la matité précordiale avant et après l'accouchement, aux déplacements éprouvés par le foie dans les mêmes circonstances. C'est que l'accroissement de la matité précordiale, observé pendant la grossesse, est bien dû à une augmentation de volume du cœur et non à un simple refoulement de ce viscère, le long de la paroi thoracique, comme le veut Gehrard. En effet, si l'hypothèse de l'auteur allemand était vraie, on devrait constater, immédiatement après l'accouchement, — alors que l'utérus revenu sur lui-même, ne saurait gêner les autres viscères, — on devrait constater, disons-nous, une diminution dans l'étendue de la matité précordiale. Or, cela n'est pas. Non seulement après, comme avant l'accouchement, la pointe du cœur bat dans le 4e espace intercostal, mais encore la matité précordiale, loin de diminuer, augmente souvent, comme nous l'avons vu, par ampliation de l'oreillette droite. Il est un organe qui est constamment déplacé, ainsi que nous l'avons dit; c'est le foie, sans doute à cause de l'obliquité presque constante de l'utérus gravide à droite; mais les rapports du cœur avec la paroi thoracique ne sont pas changés, du moins le plus souvent.

Dans 3 cas cependant (obs. VII, XIII et XXI), soit parce que l'utérus était très volumineux, soit à cause de son obliquité à gauche, la pointe du cœur était refoulée, jusque dans le 3e espace intercostal. Mais, et ceci vient encore corroborer notre raisonnement, dans les heures qui suivirent l'accouchement, la pointe ayant repris sa situation dans le 4e espace intercostal, fut trouvée à la même distance de la ligne médiane qu'avant l'accouchement et la hauteur du cœur n'avait pas changé. Le cœur avait glissé de haut en bas derrière la paroi thoracique, mais l'étendue de ses rapports avec cette paroi n'avait pas varié.

Si nous suivons l'évolution de ces deux organes (foie et cœur), nous voyons que le premier reste immobile dans la place qu'il a reconquise immédiatement après l'accouchement, tandis qu'il faudra au second dix, quinze jours et plus pour revenir à son volume normal. Plus simplement, nous voyons que l'un évolue, tandis que l'autre n'évolue pas.

Le cœur est donc plus gros chez la femme enceinte que chez celle qui ne l'est pas; mais à quoi tient cette augmentation de volume? « Ici commence l'ère des difficultés. »

L'étude des souffles de la région précordiale nous porte à croire, que dans bon nombre de cas au moins, ils sont, comme le pensait Larcher, symptomatiques d'une hypertrophie cardiaque, quelle que soit d'ailleurs la part qui peut revenir dans leur production à l'état particulier du sang chez la femme enceinte. Nous avons toujours vu, en effet, une intensité plus grande de ces souffles se manifester lorsque, pour une raison quelconque (travail de l'accouchement, fièvre) l'activité fonctionnelle du cœur était augmentée (1). Comme, d'autre part, ils existaient en dehors de ces causes de suractivité et coïncidaient souvent avec une augmentation de la matité précordiale, nous avons été amené à penser que, dans ces cas, la suractivité fonctionnelle du cœur existait encore, mais sous forme d'hypertrophie du muscle cardiaque.

Dans l'observation I, par exemple, il existe, vingt-cinq jours avant l'accouchement, un souffle systolique siégeant dans le 3e espace intercostal à 4 centimètres à gauche de la ligne médiane. C'est le point où l'on entend le plus fréquemment les souffles de la grossesse. L'augmentation de la matité précordiale est restée dans les limites les plus habituelles ; le cœur mesure 14 cent. 1/2 de longueur sur 8 centimètres de hauteur, l'oreillette droite est à 3 cent. 1/2 de la ligne médiane, la pointe du cœur bat à 10 centimètres. Cette observation pourrait être prise pour type de ce que l'on observe le plus fréquemment, tant au point de vue de la percussion que de l'auscultation de la région précordiale dans la grossesse.

Mais le lendemain de l'accouchement survient un *accès de fièvre* et, aussitôt, nous voyons le souffle non seulement devenir plus intense, mais encore s'étendre à tous les orifices du cœur et y rester tant que dure la fièvre (cinq jours). Puis, l'accès fébrile cessant, nous voyons disparaître, non seulement tous les souffles qu'il avait développés, mais encore (au bout de douze jours), celui qui préexistait et reconnaissait pour cause unique la grossesse. En même temps que les souffles cardiaques on notait chez cette femme d'autres phénomènes : une accentuation du deuxième bruit pulmonaire et des souffles vasculaires qui évoluèrent parallèlement augmentant d'intensité comme le souffle et disparaissant avec lui

L'observation II est celle d'une femme examinée pour la première fois *au début du travail* de l'accouchement.

(1) En outre de cette intensité plus grande, ils avaient une tendance marquée à se généraliser à toute la surface du cœur.

Les battements du cœur sont fréquents et énergiques, l'auscultation révèle l'existence d'un souffle systolique à gauche du sternum ; mais à tous les autres foyers d'auscultation existe également un souffle systolique.

Le deuxième bruit aortique est manifestement accentué, les vaisseaux du cou présentent des souffles coïncidant avec le premier temps du cœur. Une heure après l'accouchement les phénomènes ci-dessus, bien qu'atténuées, persistent, mais on n'entend plus le souffle qu'à gauche du sternum. Dix jours après l'accouchement les souffles cardiaques et vasculaires, ainsi que l'accentuation du deuxième bruit aortique, ont disparu.

Dans l'observation III, nous voyons également, chez une femme en travail, un souffle généralisé coïncider avec des dimensions médiocres du cœur en hauteur, puis, ce souffle être très affaibli une heure après l'accouchement, pour disparaître complètement dans les jours qui suivent.

Ainsi, dans ces trois observations, l'existence d'un souffle généralisé, coïncide manifestement avec une augmentation de l'activité fonctionnelle du cœur résultant, dans le premier cas, de la fièvre et, dans les deux autres, du travail de l'accouchement.

Dans l'observation IV, nous trouvons encore, quatre jours avant l'accouchement, un souffle systolique doux sur toute la surface du cœur avec maximum à la pointe. Cette fois le cœur est calme, il n'y a ni fièvre, ni douleurs, mais la percussion nous démontre *une augmentation considérable de l'étendue de la matité précordiale en hauteur*. Tandis, en effet, que la pointe du cœur est reportée à 10 centimètres de la ligne médiane, la hauteur du cœur donne 11 centimètres. Or, nous savons que cette hauteur est en moyenne d'un peu plus de 8 centimètres dans les derniers temps de la grossesse et de 6 centimètres environ chez une femme non enceinte. L'hypertrophie du cœur est donc évidente, elle porte sur le cœur gauche principalement et, comme nous n'avons vu en dehors d'elle, aucune autre cause de suractivité fonctionnelle, nous avons cru devoir lui rattacher le souffle généralisé qui l'accompagnait. Dix jours après l'accouchement, la hauteur du cœur n'est plus que de 8 centimètres au lieu de 11, ce souffle est devenu très faible. Le souffle et la matité ont donc diminué en même temps.

Dans l'observation VIII, que nous avons eu l'occasion de citer plusieurs fois déjà, nous remarquons encore une hauteur plus grande du cœur coïncidant avec un souffle à tous les orifices. Dans cette observation, comme dans celles qui précèdent, il y avait au premier examen une accentuation très nette du deuxième bruit du cœur, un souffle dans les vaisseaux du cou et de l'impulsion cardiaque. Tous ces phénomènes persistent même plus longtemps que de coutume, car on les retrouve très marqués 10 jours après la délivrance ; le cœur d'ailleurs est resté gros. (Voir le tableau.)

Nous avons rapporté ces quelques observations parce que ce sont celles dans lesquelles la relation entre les différents symptômes nous a semblé plus étroite et en même temps parce qu'elles ne présentaient pas le tableau complexe que nous retrouvons dans la plupart des autres. En effet, dans beaucoup de cas, on observe un ensemble de symptômes qui se rapportent les uns à l'hypertrophie, les autres à la dilatation. Il est probable d'ailleurs que ces deux états coexistent fréquemment sinon toujours.

Une des observations, dans lesquelles les symptômes de dilatation nous ont semblé les plus évidents, c'est celle de la femme B... (obs. V). Là, nous trouvons, en même temps qu'une ampliation considérable de l'oreillette droite qui a porté la longueur du cœur à 16 cent. 1/2, une hauteur très faible au niveau du ventricule gauche (7 centimètres seulement). Il n'y a ni souffle cardiaque, ni souffle vasculaire, pas d'accentuation du deuxième bruit pas d'impulsion cardiaque. De plus on constate, ce que nous n'avions pas vu dans les observations précédentes, un reflux jugulaire très marqué des deux côtés indiquant une insuffisance tricuspidienne. Quinze jours après l'accouchement, ce reflux a complètement disparu; la hauteur du cœur est de 6 centimètres; la pointe qui battait à 10 cent. 1/2 est maintenant à 8 centimètres, l'oreillette est revenue à 3 centimètres et la longueur totale du cœur n'est plus que de 12 centimètres.

De même, dans l'observation XVIII, nous remarquons l'absence de tous les signes que nous avons cru pouvoir rattacher à l'hypertrophie, en même temps qu'une ampliation considérable de l'oreillette droite et un reflux jugulaire très marqué.

Mais nous le répétons, il s'en faut que, dans tous les cas, le tableau des symptômes soit aussi net, et dans la plupart des observations nous notons l'existence simultanée des deux ordres de phénomènes.

Nous ne poursuivrons pas plus loin l'analyse détaillée des différents signes dans chaque observation, et nous nous contenterons d'exposer comparativement les symptômes que nous avons cru propres à caractériser, d'une part l'hypertrophie, de l'autre la dilatation.

A. *Signes caractérisant l'hypertrophie.*

1° Déviation considérable de la pointe du cœur vers l'aisselle.

2° Augmentation de la hauteur du cœur.

3° Souffle systolique fort, couvrant quelque fois toute la surface du cœur.

4° Souffles systoliques vasculaires.

5° Impulsion énergique de la pointe.

6° Accentuation du deuxième bruit du cœur.

7° Absence de reflux jugulaire.

B. *Signes afférents à la dilatation.*

1° Ampliation considérable de l'oreillette.

2° Reflux jugulaire indiquant une insuffisance tricuspidienne.

3° Déviation peu considérable de la pointe.

4° Absence de souffle cardiaque ou quelquefois souffle très doux au niveau de l'appendice xyphoïde.

5° Absence d'impulsion cardiaque.

6° Absence d'accentuation du deuxième bruit.

On le voit, à part l'ampliation auriculaire et le reflux jugulaire, les signes de la dilatation, sont surtout négatifs.

Nous n'entreprendrons pas l'étude des causes qui peuvent produire l'hypertrophie où la dilatation cardiaque chez la femme enceinte. Nous n'avons aucune donnée nouvelle à ce sujet et ne pourrions faire que reproduire les nombreuses hypothèses des auteurs.

Il est un point, toutefois, que nous eussions vivement désiré éclaircir, c'est celui de savoir en quoi les troubles gastriques, si fréquents dans la grossesse peuvent produire la dilatation cardiaque qu'on y observe quelque fois. Nous avons vu cette question posée dans la thèse de M. Porak citant une note de M. Rendu, et nous ne croyons pas qu'il y ait été fait de réponse depuis. Nous avons soigneusement noté les troubles gastriques toutes les fois que nous les avons rencontrés au cours de cette étude ; mais les faits que nous avons observés ne nous ont pas démontré qu'il existât une relation de cause à effet, entre ces deux ordres de faits.

A côté de l'observation XI, dans laquelle des vomissements incoercibles ayant duré jusqu'à l'accouchement ont coïncidé avec une dilatation de l'oreillette, nous en trouvons un certain nombre d'autres (voir les observations) dans lesquelles des troubles gastriques prolongés n'ont eu aucun retentissement sur le cœur. Bien que nos recherches dans ce sens aient abouti à un résultat négatif, nous avons cru utile cependant de le consigner. On comprend, d'ailleurs, que les dilatations cardiaques d'origine gastrique, signalées par M. le professeur Potain étant des affections temporaires, il faille les rechercher à l'époque où les troubles gastriques sont le plus fréquents et le plus intenses, c'est-à-dire au début de la grossesse.

Nous donnerons, en terminant, la relation d'une autopsie dans laquelle nous avons pu peser et mesurer le cœur nous-même, grâce à l'obligeance de M. le Dr Porak, chirurgien accoucheur de l'hôpital Saint-Louis, qui a bien voulu, en outre, nous communiquer les renseignements relatifs aux antécédents de cette malade et aux circonstances qui ont précédé sa mort. Nous y ajouterons une note que nous devons à l'obligeance de M. le Dr Letulle, relative à une autre femme morte en couches à Beaujon.

Il s'agit, dans le premier cas, d'une femme de 29 ans, de taille moyenne, bien musclée, primipare, décédée dans le service de M. le Dr Porak à Saint-Louis, le 22 novembre 1883. La mort avait été causée six jours après l'accouchement par des accidents puerpéraux. Le cœur était notablement hypertrophié.

Nous ne rapporterons pas en entier l'observation de cette malade ; il nous suffira de dire qu'elle n'avait jamais eu de rhumatismes ni de maladies graves ayant pu avoir un retentissemt sur le cœur, et que les lésions constatées à l'autopsie furent celles de la septicémie.

Autopsie de la femme N..., primipare, 29 ans; morte de septicémie six jours après l'accouchement qui avait eu lieu à terme. — Hypertrophie cardiaque. — Lésions rénales.

L'autopsie est faite trente heures après la mort.

A l'ouverture du péricarde qui contient quelques cuillerées de sérosité citrine, l'impression première est que le cœur est *gros*.

Les cavités droites sont gorgées de sang et semblent dilatées, le tissu du ventricule droit est mou, flasque;

Le ventricule gauche au contraire est ferme et ne contient pas de sang.

Le cœur extrait du thorax, et débarrassé des caillots sanguins et fibrineux que contiennent l'oreillette et le ventricule droits, pèse 300 grammes exactement.

Le bord droit du cœur mesure 15 centimètres; le bord gauche 11 centimètres.

A la bases des ventricules, c'est-à-dire au niveau de leur plus grande largeur, le cœur mesure 9 cent. 1/2.

Une section est pratiquée à la partie moyenne des ventricules. A ce niveau, les parois du ventricule gauche mesurent 26 millimètres, celles du ventricule droit 9 millimètres.

Les parois des oreillettes sont normales. elles ne sont ni hypertro phiées, ni amincies.

Les valvules du cœur ne présentent aucune altération.

Les reins sont congestionnés.

Examen histologique du cœur et des reins, pratiqué par le Dr A. Siredey, chef du laboratoire d'anatomie pathologique de Clamart.

I. *Cœur.* — Des coupes faites sur la substance musculaire du cœur, après durcissement par les procédés ordinaires, permettent de constater les modifications suivantes :

Il n'existe pas de lésions périvasculaires appréciables. Les espaces conjonctifs qui séparent les faisceaux des fibres myocardiques ne sont pas épaissis, ils ne contiennent pas de cellules embryonnaires : il n'y a sur aucun point de myocardite scléreuse.

Les fibres musculaires sont profondément altérées, elles ont une coloration rose pâle uniforme, un aspect réfringent et leur surface est parsemée de très fines granulations graisseuses apparaissant comme une poussière très ténue. Il n'existe pas de multiplication des noyaux. Il n'existe pas d'hypertrophie appréciable des fibrilles.

En résumé, les lésions du cœur portent exclusivement sur la fibre musculaire qui a subi une dégénérescence granulo-graisseuse sur un grand nombre de points.

II. *Reins.* — Les reins sont le siège de lésions très irrégulièrement disseminées.

Sur quelques points les tubes sont sains et parfaitement conservés. Mais sur d'autres, on rencontre des altérations plus ou moins prononcées,

Tantôt les tubes urinifères ont subi une desquammation à peu près totale, tantôt on voit des cellules tuméfiées, troubles, dont le bord libre est creusé de vacuoles.

Sur quelques points les tubes sont remplis de boules protéiques.

Toutes ces lésions appartiennent aux divers degrés de la néphrite épithéliale.

Bien que les lésions rénales soient à peu près localisées à l'épithélium des tubuli, on constate sur quelques points des lésions interstitielles : les tubes urinifères sont séparés par des traînées de cellules embryonnaires qui, par leur réunion, forment en quelques points de petits abcès miliaires.

Mais il n'y a nulle part de sclérose appréciable.

En résumé, il s'agit d'une néphrite épithéliale accompagnée de quelques ilots d'inflammation interstitielle aiguë.

Ces diverses lésions comme celles du myocarde semblent devoir être rattachées à la nature infectieuse de la maladie.

Le chiffre de 220 à 230 gr. étant considéré comme représentant le poids normal du cœur chez la femme de 18 à 30 ans, on voit que, dans le cas qui précède (où le cœur atteint 300 gr.), l'hypertrophie est évidente. Elle est également démontrée par la mensuration des ventricules, puisque le gauche, qui mesure 26 millimètres, a une épaisseur plus que double de celle que Bizot indique comme normale (10 millim.) et dépasse même de 4 millimètres le chiffre maximum observé par Beau et Ducrest chez les femmes mortes en couches.

Les parois du ventricule droit, qui mesurent 9 millimètres d'épaisseur, doivent aussi être considérées comme hypertrophiées. Ce résultat est conforme à l'opinion de notre honoré maître, M. le professeur Peter, qui admet, dans la grossesse, une hypertrophie de tout le cœur et non pas seulement du ventricule gauche.

L'observation, que M. Letulle a bien voulu nous communiquer, a été recueillie sur une femme morte en couches à l'hôpital Beaujon le 30 septembre 1883. C'est une primipare, âgée de 17 ans seulement morte d'éclampsie trois jours après l'accouchement et chez laquelle le cœur pesait 270 grammes.

Ainsi que nous le faisait remarquer M. Letulle lui-même, ce résultat est contraire aux conclusions de son mémoire, car si l'on considère l'âge peu avancé du sujet, on est amené à conclure que, dans ce cas comme dans le précédent, le cœur était hypertrophié. Mais ces conclusions, comme presque toutes celles qui reconnaissent pour point de départ l'anatomie pathologique, sont passibles de la même objection : à savoir que les troubles morbides qui ont amené la mort peuvent avoir produit, en même temps, une hypertrophie cardiaque qui ne saurait plus alors être attribuée seulement à la grossesse. En effet, dans le premier cas, l'examen histologique révèle des lésions de néphrite interstitielle auxquelles on peut rapporter l'hypertrophie ; dans le second cas, on peut les supposer, puisque les reins n'ont pas été examinés et que la femme était morte d'éclampsie.

Ce sont ces raisons qui nous avaient engagé à chercher dans la clinique la solution du problème ; nous ne nous flattons pas d'y avoir réussi et serions trop heureux si nous avions fourni, dans ce travail, quelques données utilisables à ceux qui chercheront ultérieurement à trancher la question.

OBSERVATIONS

Observation I.

Souffle systolique à tous les orifices du cœur causé par un accès de fièvre.

J... (Marie), tapissière, 24 ans, entrée à la clinique d'accouchements le 6 novembre 1883.

Femme de taille moyenne, forte, assez grasse. Teint pâle, conjonctives décolorées. Primipare.

Le père était rhumatisant.

Antécédents personnels. — Convulsions à 14 mois. Gourme, maux d'yeux dans l'enfance. Pneumonie à 6 ans. A l'âge de 20 ans, attaque de rhumatisme articulaire aiguë généralisée qui dure six semaines. Rien au cœur à cette époque.

Grossesse actuelle. — Inappétence, dégoûts pendant les deux premiers mois. Pas de vomissements.

1er *Examen vingt-cinq jours avant l'accouchement.* — Le cœur est assez volumineux, il mesure 14 cent. 1/2 en longueur et 8 en hauteur. La pointe bat dans le 4e espace intercostal à 10 cent. de la ligne médiane. La matité de l'oreillette droite commence à 3 cent. 1/2 à droite de la ligne médiane. La ligne de matité supérieure du foie correspond à la troisième côte.

On entend à gauche du sternum dans le troisième espace intercostal un *souffle* systolique fort assez rude propagé jusqu'à la pointe, mais dont le maximum d'intensité siège manifestement à 4 cent. du bord gauche du sternum. A ce niveau accentuation du deuxième bruit pulmonaire On entend également dans les vaisseaux du cou, mais seulement à droite, un souffle systolique doux. Pas de reflux jugulaire.

2e *Examen douze heures après l'accouchement.* — La malade se plaint d'une douleur très intense dans le côté droit.

Il est facile de constater d'ailleurs que cette douleur siège dans la paroi abdominale ; elle est surtout réveillée par tous les mouvements qui ont pour résultat de faire contracter les muscles de l'abdomen ;

une légère pression avec le bout des doigts l'exaspère, tandis qu'une pression beaucoup plus forte avec la main étendue est très bien supportée.

M. le professeur Pajot qui vient de prendre le service de la Clinique, porte le diagnostic, rhumatisme musculaire et donne du salicylate de soude.

Il y a du reste un peu de fièvre. Temp. 38,5.

Le pouls à 100 est ample et plein; la face est rouge.

La longueur du cœur est de 15 cent. 1/2.

L'oreillette droite est à 4 cent. 1/2 de la ligne médiane.

La pointe du cœur bat dans le quatrième espace intercostal à 10 cent. de la ligne médiane.

Le souffle devenu plus intense, sous l'influence de la fièvre sans doute, est entendu maintenant sur toute la surface du cœur, le maximum est toujours à gauche du sternom.

Le deuxième bruit du cœur est éclatant, métallique, lorsqu'on ausculte l'orifice pulmonaire.

Souffle systolique à droite et à gauche dans les vaisseaux du cou.

Pas de pouls jugulaire.

3e *Examen douze jours après l'accouchement.* — Après avoir eu de violentes douleurs rhumatismales dans la colonne vertébrale, la malade va mieux, la fièvre a cessé. En même temps le souffle du cœur ainsi que celui des vaisseaux ont disparu.

Pas de reflux jugulaire.

La pointe du cœur bat maintenant à 7 cent. 1/2 de la ligne médiane dans le quatrième espace intercostal.

L'oreillette droite est à 4 cent. de la ligne médiane. La longueur du cœur est de 12 cent. 1/2, sa hauteur de 6 cent. 1/2. En résumé tout est rentré dans l'ordre.

Cette observation nous a semblé intéressante à plus d'un titre. Elle montre d'abord que chez un sujet rhumatisant l'accouchement qui nécessite de violentes contractions des muscles abdominaux peut être l'occasion d'un rappel de diathèse débutant par des douleurs musculaires et s'étendant de là au système articulaire. En outre, elle rend évidente l'action de la suractivité fonctionnelle du cœur sur la production des souffles pendant l'état puerpéral. Voilà, en effet, une femme dont le cœur présentait avant l'accouchement un souffle qu'on observe presque toujours dans la grossesse. Le lendemain de la délivrance (à une époque où d'habitude le souffle diminue d'intensité ou disparaît), survient un accès de fièvre et alors, non seulement l'intensité du souffle préexistant augmente ; mais on en voit se développer de nouveaux à tous les orifices du cœur. Puis après douze jours la fièvre ayant cessé et le cœur ayant opéré son retrait habituel, tous les souffles disparaissent. Enfin, cette observation prouve qu'en présence d'une attaque de rhumatisme survenant pendant l'état puerpéral, il ne faut pas se hâter — comme on aurait pu être tenté de le faire — de porter le diagnostic endocardite en présence d'un souffle même rude qui pourra bien disparaître au bout de quelques jours sans laisser de traces.

Telles sont les raisons pour lesquelles nous avons rapporté cette observation en entier. Celles qui suivent seront aussi résumées que possible ; ce sont de simples notes destinées à compléter le tableau que nous avons dressé au cours de cette étude.

Observation II.

Souffle systolique à tous les orifices du cœur au moment du travail.

Val..., 20 ans, entrée le 29 novembre 1883.

Le père bien portant, la mère avait souvent des névralgies intenses dans la tête.

Antécédents personnels. — Bonne santé dans l'enfance. Fièvre typhoïde à 13 ans. Menstruation établie à 14 ans, régulière sauf une suspension de cinq mois à 16 ans.

Avait souvent des douleurs dans les jambes, dans les cuisses, des névralgies du trijumeau, mais jamais d'attaque de rhumatisme.

Mariée à 18 ans.

Grossesse actuelle. — Vomissements fréquents ayant lieu le matin et aux repas presque tous les jours pendant les six premiers mois. Pas d'autres troubles.

Au moment du 1er examen, le travail de l'accouchement est commencé depuis une heure. Les battements du cœur sont forts et fréquents, on constate à gauche du sternum un souffle systolique dont le maximum d'intensité est dans le deuxième espace intercostal à 3 cent. de la ligne médiane. A tous les autres foyers d'auscultation existe également un souffle systolique.

Accentuation du deuxième bruit aortique, souffle systolique doux dans les vaisseaux du cou.

Pas de reflux jugulaire.

2e *Examen une heure après l'accouchement.* — Les phénomènes ci-dessus persistent atténués ; mais le souffle n'est plus entendu qu'à gauche du sternum.

3e *Examen dix jours après l'accouchement.* — Tous les souffles ont disparu au cœur comme dans les vaisseaux.

Observation III.

Dilatation de l'oreillette droite avec insuffisance tricuspidienne. Souffle systolique sur toute la surface du cœur au moment du travail.

Cos...(Eugénie), domestique, 18 ans, entrée le 3 décembre 1883. Primipare. Taille moyenne.

Père et mère bien portants. Bonne santé habituelle. Réglée à 11 ans. A 16 ans, flueurs blanches (ferrugineux), mais pas de chlorose. Pas de rhumatismes.

Grossesse. — Quelques lipothymies. Pas de vomissements ni de troubles gastriques.

1er *Examen au début du travail.* — On entend un souffle fort sur toute la surface du cœur. Le deuxième bruit pulmonaire est éclatant L'oreillette droite très dilatée est à 5 cent. 1/2 de la ligne médiane, la pointe est repoussée vers l'aisselle à 10 cent. 1/2 de la ligne médiane, la hauteur du cœur est peu considérable, il ne semble pas hypertrophié.

Reflux jugulaire très marqué des deux côtés.

2e *Examen une heure après l'accouchement.* — L'oreillette semble encore plus dilatée. Le souffle a persisté, mais plus faible.

Le reflux jugulaire est encore très marqué.

3e *Examen onze jours après l'accouchement.* — L'oreillette est revenue sur elle-même, elle est à 3 cent. de la ligne médiane. Il n'y a plus de souffle au cœur. Le reflux jugulaire est à peine appréciable.

Observation IV.

Hypertrophie du ventricule gauche.

Lochat, 22 ans, domestique, entrée le 23 novembre. Femme de petite taille, secondipare : Pas de maladies dans l'enfance. Réglée à

14 ans. A 18 ans, attaque de rhumatisme aigu généralisée (la malade garde le lit pendant cinq semaines). Rien au cœur ; pas d'essoufflement ni de palpitations depuis.

1re *Grossesse* 18 ans 1/2. Pas de vomissements ni de troubles gastriques, grossesse normale.

2e *Grossesse* normale, quelques crises de gastralgie. Pas d'essoufflement ni de palpitations.

1er *Examen quatre jours avant l'accouchement.* — Cœur gros 15 cent. de longueur sur 11 de hauteur. Pointe à 10 cent. de la ligne médiane. Souffle systolique doux sur toute la surface du cœur, maximum à la pointe. Accentuation du deuxième bruit très marquée à l'orifice aortique. Souffle systolique dans les vaisseaux du cou. Légère impulsion. Pas de reflux jugulaire.

2e *Examen cinq heures après l'accouchement.* — La matité précordiale a conservé les mêmes dimensions, le souffle a persisté avec les mêmes caractères. Les autres phénomènes (accentuation du deuxième bruit, souffles vasculaires) n'ont pas été modifiés.

3e *Examen 10 jours après l'accouchement.* — La matité précordiale a sensiblement diminué et donne 13 cent. sur 8. Le souffle existe encore sur toute la surface du cœur, mais plus faible. Il n'y a plus de souffles vasculaires. L'accentuation du deuxième bruit a persisté.

Observation V.

Distension des cavités droites avec insuffisance.

Boiz (Adrienne), 21 ans, domestique. Femme grande, primipare.

Parents bien portants.

Pas de maladies graves dans l'enfance. Réglée à 18 ans irrégulièrement. Pas de chlorose.

1er *Examen deux jours avant l'accouchement.* — Distension considérable de l'oreillette droite qui est à 5 centimètres de la ligne médiane. Longueur totale du cœur 16 cent. 1/2. La hauteur du cœur au contraire est faible, 7 centimètres ; il ne semble pas y avoir d'augmentation au niveau des ventricules.

Pas de souffles au cœur ni dans les vaisseaux. 2e bruit clair. Reflux jugulaire très marqué.

2e *Examen trente-trois heures après l'accouchement.* — Longueur totale du cœur 17 centimètres. Oreillette droite à 6 centimètres de la ligne médiane. Pas de souffles.

3e *Examen quinze jours après l'accouchement.* — Longueur du cœur 12 centimètres. L'oreillette est revenue à 3 centimètres de la ligne médiane, et la pointe, qui était à 10 cent. 1/2 de la ligne médiane lors du 1er examen, est maintenant à 8 centimètres.

Observation VI.

H... (Julie), 25 ans, domestique entrée le 21 novembre 1883. Femme de taille moyenne multipare (deux grossesses et une fausse couche de quatre mois).

Bonne santé dans l'enfance. Pas de chlorose ni de rhumatisme.

1re *Grossesse à 22 ans.* — Vomissements pendant les quatre premiers mois.

2e *Grossesse à 23 ans 1/2.* — Vomissements jusqu'à l'avortement qui a lieu à quatre mois.

3e *Grossesse à 25 ans.* — Vomissements pendant les quatre premiers mois. Quelques varices aux jambes, pas d'œdème. Jamais de palpitations ni d'essoufflement.

Aux deux premiers examens. — Augmentation de la matité précordiale surtout en hauteur. Pas de souffles.

Au 3e examen. — Retrait considérable de la pointe, qui bat maintenant à 7 cent. 1/2 de la ligne médiane.

Observation VII.

Mor. (Victoire), 25 ans, blanchisseuse ; entré le 1er novembre 1883. Taille moyenne, secondipare. Bonne santé habituelle. Réglée à 13 ans. Pas de chlorose ni de rhumatisme.

1re *Grossesse.* — Vomissements fréquents pendant six semaines.

2e *Grossesse.* — Pas de vomissements au début, conservation de l'appétit. Vers la fin du septième mois, les vomissements apparaissent. Ils ont lieu presque tous les jours après les repas et durent encore à l'époque du 1er *examen*, qui a lieu huit jours avant l'accouchement. A cette époque, la pointe du cœur plus élevée que de coutume est dans le troisième espace intercostal, à 9 centimètres de la ligne médiane. La matité précordiale présente malgré cela ses dimensions habituelles (12 cent. 1/2 sur 8 centimètres). Souffle systolique doux à gauche du sternum, dans le deuxième espace intercostal à 4 centimètres de la ligne médiane. Souffle systolique dans les vaisseaux du cou. Le deuxième claquement pulmonaire est éclatant, métallique. Utérus très élevé.

2e *Examen, trente-six heures après l'accouchement.* — La matité précordiale a les mêmes dimensions qu'au 1er examen, bien que la pointe soit descendue d'un espace intercostal, ce qui prouve que l'étendue plus ou moins grande de la matité précordiale n'est pas due au refoulement plus ou moins considérable du cœur par l'utérus. Le souffle a persisté au cœur et dans les vaisseaux.

3e *Examen.* — Diminution de la matité précordiale (11 centimètres sur 7). Les souffles ont disparu, ainsi que l'accentuation du deuxième bruit pulmonaire.

OBSERVATION VIII.

Hypertrophie du cœur qui est resté très gros jusqu'au 10e jour.

V... (Henriette) 43 ans, domestique, entrée le 27 novembre 1883. Femme grande, très maigre. Multipare. Bonne santé habituelle. Réglée à 21 ans, mariée à 30 ans.

1re *Grossesse à 35 ans.* — Vomissements pendant les premiers mois. Accouchement normal.

2e *Grossesse* normale, pas d'accidents.

3e *Grossesse* normale, peu de vomissements, quelques syncopes. Accouchement au forceps.

4e *Grossesse* normale.

5e *Grossesse.* Fausse couche à quatre mois.

6e *Grossesse.* Quelques vomissements dans les premiers mois. Jambes très enflées du début jusqu'à la fin de la grossesse. Quelques palpitations.

1er *Examen, vingt-quatre heures avant l'accouchement.* — Matité précordiale augmentée (16 cent. 1/2 sur 9). Souffle systolique rude à tous les orifices du cœur, sans maximum précis. Le deuxième bruit du cœur est très accentué. Souffles systoliques doux dans les vaisseaux du cou. Pas de reflux jugulaire. Impulsion cardiaque énergique.

Vingt-deux heures après l'accouchement. — La matité précordiale mesure toujours 16 centimètres sur 9. Le souffle cardiaque persiste, quoique moins fort. Même remarque pour les souffles vasculaires. De plus la pointe du cœur est descendue dans le cinquième espace intercostal.

Dix jours après l'accouchement. — Le cœur est resté gros (15 centimètres sur 8). Les souffles cardiaques et vasculaires sont encore très nets. L'impulsion cardiaque a persisté, ainsi que l'accentuation du second bruit aortique et pulmonaire.

OBSERVATION IX.

Ampliation considérable de l'oreillette au 2e jour, pointe du cœur très déviée, ce qui porte la longueur totale à 17 centimètres.

Gas..., 28 ans, domestique, entrée le 9 novembre 1883. Multipare, courte, grosse. N'a jamais eu aucune maladie. Réglée à 10 ans.

1re *Grossesse à* 25 *ans* — Normale. Accouchement difficile ; version.

2e *Grossesse.* — Vomissements, troubles gastrique. Accouchement par le siège.

3e *Grossesse.*— Vomissements tous les jours après les repas, depuis le début de la grossesse jusqu'à la fin. Malgré cela pas d'altération de la santé générale.

1er *Examen treize jours avant l'accouchement.* — Longueur du cœur, 15 cent. 1/2, hauteur, 8 centimètres. Pointe à 11 centimètres de la ligne médiane dans le quatrième espace intercostal. Pas de souffles au cœur ni dans les vaisseaux. Deuxième bruit aortique éclatant. Pas de reflux jugulaire.

Trente heures après l'accouchement. — La longueur du cœur s'est accrue considérablement (17 centimètres), à cause de l'ampliation de de l'oreillette droite qui est à 5 centimètres de la ligne médiane. La pointe est toujours dans le quatrième espace a 11 centimètres de la ligne médiane.

Onze jours après l'accouchement. — Longueur du cœur 13 cent. Pointe à 9 cent., oreillette droite à 3 cent. de la ligne médiane. Le retrait est donc considérable.

Observation X.

Hypertrophie du ventricule gauche et insuffisance tricuspidienn .

T... (Héloïse), 18 ans, giletière, entrée le 29 septembre 1883. Primipare ; assez grande.

Le père et un frère sont morts tuberculeux. Cette femme est pâle, un peu amaigrie, elle a eu plusieurs hémoptysies, tousse souvent, a presque tous les hivers des laryngites. En ce moment sa voix est très couverte. Sommets suspects.

Depuis sa *grossesse*, elle est assez bien portante ; n'a pas eu de vomissements.

Quinze jours avant l'accouchement. — Le cœur mesure 15 cent. de longueur sur 10 cent. de hauteur. La matité précordiale est donc augmentée surtout en hauteur.

Souffle systolique doux à gauche du sternum dans le troisième espace intercostal à 11 cent. de la ligne médiane, propagé à la pointe. Accentuation du deuxième bruit aortique ; souffle systolique doux dans les vaisseaux du cou. Reflux jugulaire à droite.

Douze heures après l'accouchement. — La matité précordiale conserve sensiblement les mêmes dimensions. La pointe du cœur bat maintenant dans le cinquième espace intercostal, à 9 cent. de la ligne médiane.

Treize jours après l'accouchement. — La pointe du cœur est toujours dans le cinquième espace intercostal, à 9 cent. de la ligne médiane. Le cœur mesure 13 cent. 1/2 de longueur sur 8 1/2 de hauteur; il est donc resté gros.

Le souffle et l'accentuation du deuxième bruit ont persisté ainsi que les souffles vasculaires et le reflux jugulaire.

Observation XI.

Distension des cavités droites avec insuffisance tricuspidienne.

D..., 20 ans, domestique, entrée le 12 octobre 1883. Femme de taille moyenne, primipare. Bonne santé dans l'enfance, réglée à 14 ans. A 17 ans, symptômes d'hystérie, crises tous les deux ou trois mois. Deux mois avant de devenir enceinte cette femme est prise de vomissements qui surviennent après chaque repas.

Depuis le début de la *grossesse* les vomissements ont continué, ils surviennent tous les jours plusieurs fois, le matin et après l'ingestion de la moindre parcelle d'aliments. Ils ont beaucoup fatigué la malade.

Vingt-cinq jours avant l'accouchement. — La pointe du cœur est dans le quatrième espace intercostal à 9 cent. de la ligne médiane. La longueur totale du cœur (15 cent. 1/2), est surtout augmentée par l'ampliation de l'oreillette droite qui est à 5 cent. 1/2 de la ligne médiane.

Souffle systolique doux un peu au-dessus de l'appendice xiphoïde, pas de souffles vasculaires. Reflux jugulaire très marqué des deux côtés.

Vingt heures après l'accouchement. — L'oreillette reste très dilatée, la longueur du cœur est de 16 cent. Sa hauteur est de 8 cent. comme au premier examen. Le souffle cardiaque a disparu.

Huit jours après l'accouchement.—L'oreillette est restée à 4 cent. 1/2 de la ligne médiane ; la longueur du cœur est encore de 14 cent. 1/2. Sa hauteur de 7 cent. 1/2.

Observation XII.

Emphysème pulmonaire, percussion difficile. Souffle systolique à tous les orifices au moment du travail de l'accouchement

C..., (Marie), 26 ans, domestique, entrée le 3 décembre 1883. Primipare de petite taille.

Mauvaise santé dans l'enfance, n'a marché qu'à 3 ans, faiblesse congénitale sans trace de rachitisme. Variole en 1870. A conservé de l'essoufflement depuis cette époque.

Dysenterie en 1871. A 22 ans crises d'hystérie.

Pendant les quatre premiers mois de la *grossesse*, vomissements fréquents, essoufflement; la malade est manifestement emphysémateuse.

Premier examen. — La femme est en travail; les résultats de la percussion sont douteux. On entend à tous les orifices du cœur un souffle systolique assez intense dont le maximum est au foyer d'auscultation de l'artère pulmonaire. Le deuxième bruit pulmonaire est éclatant. Souffles dans les vaisseaux du cou. Les jugulaires sont gonflées sans reflux.

Quatorze heures après l'accouchement. — Le souffle du cœur a persisté à l'orifice pulmonaire seulement. Il a complètement disparu lors du troisième examen qui a lieu sept jours après l'accouchement.

Observation XIII.

C..., 30 ans, vernisseuse, entrée dans les premiers jours de novembre. Secondipare.

Bonne santé dans l'enfance; pas de chlorose ni de rhumatisme.

Première grossesse à 23 ans. Normale, sans vomissements.

Grossesse actuelle, santé parfaite. L'utérus très élevé touche à l'appendice xyphoïde. Le foie est relevé jusqu'à la troisième côte. La pointe du cœur bat dans le troisième espace intercostal à 9 cent. de la ligne médiane.

Vingt-six heures après l'accouchement. — La pointe du cœur s'est abaissée d'un espace intercostal; elle bat toujours à 9 cent. et la matité précordiale est la même qu'avant l'accouchement. Dédoublement du deuxième bruit entendu à la pointe. Pas de souffles, léger reflux jugulaire.

Observation XIV.

Hypertrophie du ventricule gauche.

Carab. (Marie), 18 ans, blanchisseuse. Grande, mince. Secondipare. Bonne santé habituelle.

Première grossesse à 16 ans. Vomissements pendant les trois premiers mois. Accouchement à huit mois.

Deuxième grossesse. Pas de vomissements, santé parfaite.

Vingt heures avant l'accouchement. — Le cœur qui n'a que 14 cent. 1/2 de longueur mesure 10 cent. de hauteur. Il est donc notablement augmenté de volume dans ce sens. Pointe du cœur dans le quatrième espace intercostal à 10 cent. de la ligne médiane. Souffle doux à gauche du sternum dans le troisième espace intercostal à 4 cent. de la ligne médiane. Deuxième temps éclatant à l'orifice aortique.

Seize heures après l'accouchement. — L'oreillette droite s'est dilatée, elle est à 5 cent. 1/2 de la ligne médiane. La longueur du cœur est de 16 cent., la hauteur reste à 10 cent.

Quinze jours après l'accouchement. — Le cœur a éprouvé un retrait considérable, tant vers la pointe qu'à l'oreillette. La longueur totale n'est plus que de 13 cent. Les phénomènes constatés à l'auscultation, lors du premier examen, ont persisté.

Cas net, facile à percuter.

Observation XV.

Fr..., Marie, 19 ans, domestique. Primipare. Pas d'antécédents pathologiques.

Grossesse normale. Pas de vomissements. Varices aux jambes, pas d'œdème. — Végétations de la vulve.

Douze heures avant l'accouchement. — Souffle systolique doux à gauche du sternum dans le troisième espace intercostal, à 3 cent. de la ligne médiane.

Pour les modifications ultérieures, voir le tableau.

Observation XVI.

Lourd..., Joséphine. (Voir le tableau.)

Observation XVII.

Mau., 26 ans, femme de ménage. Secondipare. Femme petite, maigre.

Pas de maladies graves dans l'enfance. Réglée à 12 1/2 régulièrement. A 18 ans, hémoptisies coïncidant avec l'époque des règles. Chloro-anémie consécutive. Bronchites fréquentes l'hiver. Rien dans les poumons.

Cette femme a encore son père et six frères qui sont en bonne santé. Mère morte d'un épithélioma de la face.

Première grossesse à 24 ans. — Pas de vomissements, la santé devient florissante sous l'influence de la grossesse.

Deuxième grossesse normale.

(Pour les modifications du cœur, voir le tableau).

Observation XVIII.

Dilatation des cavités droites avec insuffisance tricuspidienne.

P..., Marie, 24 ans, domestique. Femme de taille moyenne, assez forte, Secondipare. Bonne santé habituelle, réglée à 14 ans.

Première grossesse à 20 ans. — Troubles gastriques pendant toute la durée de la grossesse : perte d'appétit, dégoûts qui ne cessent qu'après l'accouchement.

Deuxième grossesse. — Vomissements fréquents pendant les six premiers mois.

Observation remarquable par la dilatation considérable de l'oreillette droite sans augmentation de volume du ventricule gauche.

(Voir les modifications au tableau).

Observation XIX.

Hypertrophie du ventricule gauche.

D..., 20 ans, brodeuse. Femme d'origine belge, grande et forte.

Pas d'antécédents pathologiques. Réglée à 11 ans. Devenue enceinte au commencement de février 83. Aucun trouble gastrique, santé parfaite.

Le tableau montre une ampliation très faible de l'oreillette, une augmentation considérable de la matité au niveau du ventricule gauche, coïncidant avec un souffle systolique fort, entendu à tous les orifices du cœur, sans maximum précis. On observe en même temps un renforcement considérable du deuxième bruit du cœur, un souffle systolique dans les vaisseaux du cou; pas de reflux jugulaire,

Treize jours après l'accouchement. — La hauteur du cœur de dix centimètres est tombée à sept centimètres. Les souffles ont disparu ainsi que l'accentuation du deuxième bruit.

Observation XX.

Vail..., 28 ans. L'utérus volumineux est très dévié à droite, a produit une élévation considérable du foie. (Pour le cœur, voir le tableau).

Observation XXI.

Hypertrophie du ventricule gauche.

Ch..., 26 ans, passementière, taille moyenne. Multipare, (trois grossesses à terme et une fausse couche de 3 mois).

A 16 ans, entre à l'hôpital Saint-Antoine, pour une dyspepsie. A toujours eu depuis cette époque de mauvaises digestions. Très-mal réglée.

Première grossesse à 19 ans. — Vomissements pendant les deux premiers mois, avortement à 3 mois.

Deuxième grossesse à 20 ans. — Pas de vomissements, renvois, pyrosis. L'appétit est conservé.

Troisième grossesse à 22 ans. — Inappétence pyrosis, renvois ; mais pas de vomissements.

Quatrième grossesse à 26 ans. — Vomissements.

Premier examen, douze jours avant l'accouchement. — L'utérus très élévé et dévié à gauche a refoulé la pointe du cœur, dans le *troisième espace* intercostal, où elle bat à 10 cent. de la ligne médiane. L'oreillette droite est à 3 cent. 1/2 seulement à droite du sternum. La longueur totale du cœur est de 14 cent. 1/2; la hauteur au niveau du ventricule gauche est considérable (11 cent.). L'impulsion cardiaque est énergique, les bruits fortement frappés, l'accentuation du deuxième bruit aortique est manifeste. On entend sur le bord gauche du sternum, dans le deuxième espace intercostal, un souffle systolique fort, sans être râpeux, qui se propage dans les vaisseaux du cou. Pas de reflux jugulaire.

Vingt-quatre heures après l'accouchement. — L'oreillette droite est reportée à 4 cent. 1/2 à droite de la ligne médiane. La pointe du cœur, descendue dans le quatrième espace intercostal, bat toujours à 10 centimètres de la ligne médiane. La longueur totale du cœur est de 15 cent. 1/2. Sa hauteur reste, comme précédemment, de 11 centimètres.

Le souffle cardiaque, les souffles vasculaires, l'accentuation du deuxième bruit aortique ont persisté.

Onze jours après l'accouchement. — Le cœur semble revenu sur lui-même, sa longueur totale n'est plus que de 12 centimètres. La pointe bat à 8 centimètres de la ligne médiane dans le quatrième espace intercostal ; l'oreillette droite est à 3 centimètres. La hauteur du cœur a diminué de 3 centimètres (8 centimètres au lieu de 11 cent.).

Le souffle cardiaque, les souffles vasculaires ont disparu ; seule l'accentuation du deuxième bruit aortique persiste.

Nous voyons dans cette observation le cœur, primitivement très élevé par l'utérus, s'abaisser après l'accouchement ; *mais en conservant les mêmes dimensions ;* la longueur est même un peu accrue. L'étendue de la matité précordiale ne diminue donc pas du fait de l'accouchement. En outre, l'augmentation de la hauteur du cœur à gauche du sternum, coïncidant avec les phénomènes signalés à l'auscultation et diminuant en même temps qu'eux, nous semble indiquer d'une façon très nette une hypertrophie temporaire du ventricule gauche.

OBSERVATION XXII.

Dam... Augustine, 19 ans, domestique. Primipare.

Pneumonie à 9 ans. Gastrite à 12 ans ? Mauvaise santé habituelle : digestions difficiles, pesanteur après les repas, pyrosis, douleurs d'estomac.

Le 25 décembre 1882. Vomissements survenus subitement et sans cause appréciable, accompagnés d'une violente douleur dans le côté droit. Les vomissements durent quatre jours.

Depuis la grossesse, vomissements, pyrosis, grande fatigue.

(Pour les modifications du cœur, voir le tableau).

OBSERVATION XXIII.

Hypertrophie du ventricule gauche.

Nov..., 31 ans, buandière. Multipare (4 grossesses).

Convulsions dans l'enfance, rachitisme léger. Menstruation établie à 12 ans 1/2, très irrégulière. Pas de chlorose ni de rhumatisme.

1re *grossesse*. — Vomissements pendant les neuf mois. Accouchement normal, enfant rachitique.

2e *grossesse*. — Pas de vomissements.

3e *grossesse*. — Très pénible. Vomissements pendant tout le cours de la grossesse ; grande faiblesse, courbature générale.

4e *grossesse*. — Quelques vomissements de temps en temps, une fois ou deux par semaine. Ne vomit plus depuis deux mois.

(Pour les modifications du cœur, voir le tableau).

OBSERVATION XXIV.

Th..., 32 ans. Cette femme présente des déformations rachitiques considérables ; c'est une véritable naine. Rétrécissement considérable du bassin.

Mariée à 27 ans. 1re *grossesse* 11 mois après. Vomissements pendant les deux premiers mois. Accouchement à terme ; embryotomie.

2e *grossesse* à 30 ans. Avortement spontané à trois mois.

3e *grossesse* à 32 ans. Vomissements pendant les trois premiers mois. Accouchement provoqué à 7 mois 1/2; malgré cela, on est obligé de pratiquer l'embryotomie.

(Pour le cœur, voir le tableau).

Observation XXV.

Hypertrophie du ventricule gauche.

Lef..., 32 ans, journalière. Multipare, taille moyenne.

Bonne santé habituelle.

1re *grossesse*, 18 *ans*. — Pas de vomissements.

2e *grossesse*, 24 *ans*. — Troubles gastriques et vomissements pendant tout le temps de la grossesse.

3e *grossesse*, 27 *ans*. — Vomissements très fréquents pendant tout le cours de la grossesse.

4e *grossesse*, 32 *ans*. Pas de troubles gastriques, pas de vomissements.

(Pour les modifications du cœur, voir le tableau).

CONCLUSIONS.

1° Il existe pendant la grossesse une augmentation notable et constante de la matité précordiale ;

2° Cet accroissement de la matité est dû à une véritable augmentation de volume du cœur et non à un simple refoulement de l'organe vers la paroi thoracique ;

3° L'augmentation de la matité précordiale en largeur (longueur du cœur) a lieu : a), par ampliation de l'oreillette droite ; b) par déplacemment de la pointe du cœur vers l'aisselle ;

4° Immédiatement après l'accouchement l'ampliation de l'oreillette droite s'accentue. La hauteur de la matité précordiale (épaisseur du cœur au niveau des ventricules) ne varie pas sensiblement. La pointe du cœur n'est abaissée qu'exceptionnellement ;

5° Dans la deuxième semaine qui suit l'accouchement, on observe, au contraire, une diminution de la matité précordiale dans tous les sens ;

6° On observe également chez la femme enceinte un certain nombre de phénomènes, tels que : souffles cardiaques et vasculaires, accentuation du deuxième bruit du cœur, impulsion cardiaque, reflux jugulaire qui persistent le plus souvent dans les heures qui suivent l'accouchement et tendent à disparaître dans le courant de la deuxième semaine ;

7° Il semble possible, d'après l'ensemble des symptômes et leur mode d'évolution, d'affirmer, dans certains cas, l'existence d'une hypertrophie cardiaque physiologique et dans d'autres l'existence d'une dilatation ;

8° Ces deux modifications *temporaires* existent le plus souvent simultanément ;

9° Il ne paraît pas y avoir relation de cause à effet entre les troubles gastriques survenus au cours de la grossesse et la dilatation cardiaque qu'on y observe quelquefois.

10° Les résultats des examens anatomiques plaident généralement en faveur de l'hypertrophie, mais on peut leur reprocher de ne pas être la représentation exacte des modifications physiologiques du cœur pendant la grossesse.

Paris. — A. PARENT, imp. de la Fac de médec., A. DAVY, successeur, 52, rue Madame et rue M le-Prince, 14.

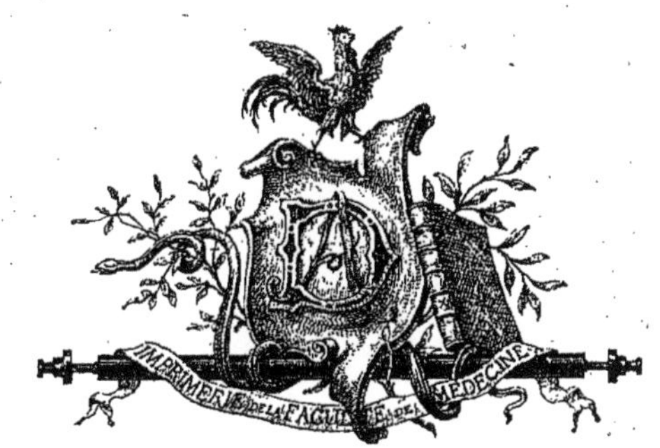
IMPRIMERIE DE LA FACULTÉ DE MÉDECINE

BIBLIOTHEQUE NATIONALE DE FRANCE
3 753102198681 6

www.ingramcontent.com/pod-product-compliance
Ingram Content Group UK Ltd.
Pitfield, Milton Keynes, MK11 3LW, UK
UKHW020319220726
13923UKWH00003B/1258

9 782016 160664